Verlag von Julius Springer in Wien I

In Verbindung mit den Büchern der Ärztlichen Praxis und nach den gleichen Grundsätzen redigiert, erscheint die Monatsschrift

Die Ärztliche Praxis

Unter steter Bedachtnahme auf den in der Praxis stehenden Arzt bietet sie aus zuverlässigen Quellen sicheres Wissen und berichtet in kurzer und klarer Darstellung über alle Fortschritte, die für die ärztliche Praxis von unmittelbarer Bedeutung sind.

Der Inhalt des Blattes gliedert sich in folgende Gruppen:

Originalbeiträge: Diagnostik und Therapie eines bestimmten Krankheitsbildes werden durch erfahrene Fachärzte nach dem neuesten Stand des Wissens zusammenfassend dargestellt.

Fortbildungskurse: Die internationalen Fortbildungskurse der Wiener medizinischen Fakultät teils in Artikeln, teils in Eigenberichten der Vortragenden. Das Gesamtgebiet der Medizin gelangt im Turnus zur Darstellung.

Seminarabende: Dieser Teil gibt die Aussprache angesehener Spezialisten mit einem Auditorium von praktischen Ärzten wieder.

Neuere Untersuchungsmethoden: Die Rubrik macht mit den neueren, für die Praxis geeigneten Untersuchungsmethoden vertraut.

Zeitschriftenschau: Klar gefaßte Referate sorgen dafür, daß dem Leser nichts für die Praxis Belangreiches aus der medizinischen Fachpresse entgeht.

Der Fragedienst vermittelt jedem Abonnenten in schwierigen Fällen, kostenfrei und vertraulich, den Rat erfahrener Spezialärzte auf brieflichem Wege. Eine Auswahl der Fragen wird ohne Nennung des Einsenders veröffentlicht.

Die Ärztliche Praxis kostet im Halbjahr zurzeit **Reichsmark 3,60** zuzüglich der Versandgebühren.
Alle Ärzte, welche die Zeitschrift noch nicht näher kennen, werden eingeladen, Ansichtshefte zu verlangen.

Innerhalb Österreich wird die Zeitschrift nur in Verbindung mit dem amtlichen Teil des Volksgesundheitsamtes unter dem Titel „Mitteilungen des Volksgesundheitsamtes" ausgegeben.

SYPHILIS

VON

PRIVATDOZENT DR. HERBERT PLANNER

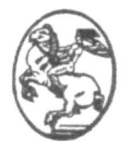

SPRINGER-VERLAG WIEN GMBH

1934

ISBN 978-3-642-47136-0 ISBN 978-3-642-47414-9 (eBook)
DOI 10.1007/978-3-642-47414-9

ALLE RECHTE, INSBESONDERE DAS DER ÜBERSETZUNG
IN FREMDE SPRACHEN, VORBEHALTEN

COPYRIGHT 1934 BY SPRINGER-VERLAG WIEN
URSPRÜNGLICH ERSCHIENEN BEI JULIUS SPRINGER IN VIENNA 1934
SOFTCOVER REPRINT OF THE HARDCOVER 1ST EDITION 1934

Vorwort.

Das vorliegende Büchlein über „Syphilis" war von Dr. Planner eigens für die Sammlung „Bücher der ärztlichen Praxis" geschrieben worden. Bei seinem unvorhergesehenen Tode war es nahezu vollendet und nur einzelne Teile bedurften noch einer kleinen Ergänzung.

Über unsere Bitte hat der emeritierte Vorstand der Wiener Universitätsklinik für Syphilidologie und Dermatologie Hofrat Professor Dr. Ernest Finger, an dessen Klinik Dr. Planner durch vierzehn Jahre als Assistent gewirkt hat, das hinterlassene Manuskript durchgesehen und über seine Empfehlung haben wir Dr. Richard Geiger, ebenfalls einen früheren Assistenten der Klinik Finger und jetzigen Vorstand des Ambulatoriums für Haut- und Geschlechtskrankheiten im Kaiser Franz Josefs-Spital in Wien veranlaßt, die notwendigen Ergänzungen einzufügen. Dr. Geiger hat in anzuerkennender Weise diese Arbeit auf sich genommen.

Somit können wir nun das letzte Werk Dr. Planners beruhigt der Öffentlichkeit übergeben, in der Erwartung, dadurch den Ärzten einen guten Dienst zu leisten.

Dr. Planner hat sich das Ziel gesteckt gehabt, dem praktischen Arzte das Verständnis für das Wesen der Syphilis näherzubringen und ihn über die Naturgeschichte und Biologie, über die Klinik und namentlich über die Therapie der Krankheit ausreichend zu unterrichten.

Wien, im März 1934. **Herausgeber und Verlag.**

Inhaltsverzeichnis.

	Seite
Allgemeine Bemerkungen	1
Erreger der Syphilis und Tierexperimente	1
Ansiedlung und Ausbreitung der Spirochaeten im menschlichen Organismus	2
Immunität	6
Die klinischen Erscheinungsformen der Syphilis	9
Primärstadium der Syphilis	9
Die Erkrankungen der Lymphgefäße und Lymphdrüsen	17
Lymphangitis syphilitica	18
Das Sekundärstadium der Syphilis	23
Hautformen (makulöses, papulöses und pustulöses Exanthem)	
Tertiäre Syphilis	31
Syphilitische Schleimhauterscheinungen	33
Maligne Syphilis	38
Der Nachweis der Spirochaeta pallida und seine Bedeutung in der Syphilisdiagnostik	38
Die Serodiagnose der Syphilis	41
Das Vorkommen der WaR und ihre allgemeine diagnostische Bedeutung	44
Das Vorkommen der WaR und ihre diagnostische Bedeutung in den einzelnen Stadien der Syphilis	46
(Primäres, sekundäres, tertiäres Stadium; Die Latenzen; Lues cerebrospinalis, Tabes, Paralyse und Lues innerer Organe)	
Die Bedeutung der WaR für Therapie und Prognose	49
Die Liquoruntersuchung und ihre Bedeutung für die Diagnose und Therapie	52
Die kutane Syphilisdiagnostik	55
Die Medikamente zur Behandlung der Syphilis	57
Die Salvarsane	57
Das Spirocid	61
Nebenerscheinungen und Gefahren der Salvarsanbehandlung	63
Das Quecksilber	73
(Quecksilbereinreibungen, Quecksilberinjektionen, innerliche Darreichung)	
Das Wismut	80
Das Jod	81
Dekokte	83
Unspezifische Mittel und Verfahren	83
Therapie der Syphilis	86
Die Behandlung der primären Lues	86
Die Behandlung im Sekundärstadium	88
Die Behandlung im Tertiärstadium	90
Die Behandlung im Stadium der Latenz	92
Die Behandlung der Lues des Nervensystems	93
Die Behandlung der Lues congenita	95
Die örtliche Behandlung der einzelnen Syphilissymptome	99
Sachverzeichnis	101

Allgemeine Bemerkungen.

Die Syphilis (Lues) ist eine Infektionskrankheit von chronischem, sich über Jahre, ja Jahrzehnte erstreckendem, ungemein wechselvollem Verlaufe, die jedes Organ des menschlichen Organismus befallen kann. Der Erreger der Syphilis ist die Spirochaeta pallida (Schaudinn). Die Übertragung dieser Spirochaete erfolgt meistens auf direktem, seltener auf indirektem Wege von Mensch zu Mensch (Lues acquisita, erworbene Syphilis); die Syphilis kann aber auch von der Mutter auf den Fötus übergehen (Lues congenita). Die große Bedeutung der Krankheit liegt also nicht nur darin, daß das Einzelindividuum durch sie in folgenschwerer Weise, ja oft tödlich getroffen wird, sondern auch darin, daß durch sie auch die nächste Generation in hohem Maße gefährdet ist.

Erreger der Syphilis und Tierexperimente.

Als Erreger der Syphilis wurde im Jahre 1905 von Schaudinn ein Protozoon, und zwar eine Spirochaete entdeckt, die er wegen ihres geringen Lichtbrechungsvermögens als Spirochaeta pallida bezeichnete. Sie wurde erstmalig im Gewebssaft syphilitischer Papeln gefunden und ist seither mit Regelmäßigkeit in allen Produkten der primären und sekundären Syphilis, dann aber auch durch mühevolle Untersuchungen in syphilitisch erkrankten inneren Organen und endlich auch im Hirn und Rückenmark bei Metalues nachgewiesen worden. Die Spirochaeta pallida stellt einen sehr zarten Faden von zahlreichen, sehr engen und steil verlaufenden Windungen dar. Die Reinkultur der Spirochaeta pallida, die auf Pferdeserum- und Aszites-Nährböden unter Zusatz von Organstücken wächst, ist ungemein schwierig und zum ersten Male Noguchi geglückt. Mit seinen Kulturen konnte dieser Autor die Syphilis auf Tiere übertragen, so daß damit auch das dritte der Kochschen Postulate, nach welchen ein Mikroorganismus als Erreger einer Infektionskrankheit angesehen werden darf, erfüllt erscheint. Der Beginn der experimentellen Studien am Tier fällt, nachdem im 18. und 19. Jahrhundert nur Übertragungsversuche der Syphilis auf Menschen vorgenommen worden waren, in das Jahr 1903, als es Metschnikoff und Roux gelang, die Syphilis auf höhere Affen (Schimpansen und Orangs) zu übertragen. Bei diesen verlief die Syphilis ganz analog der menschlichen mit Primäraffekt und Sekundärerscheinungen, die von Rezidiven gefolgt waren. Weitere Arbeiten ergaben dann, daß auch niedere Affen, diese aber nur an gewissen Hautstellen (Genitale, Augenbraue), mit Syphilis infiziert werden können. Das jetzt am meisten verwendete Tier für experimentelle Syphilisstudien ist das Kaninchen, bei dem durch Impfung in die vordere Augenkammer eine Keratitis parenchymatosa entsteht, die nach Wochen und Monaten auch rezidivieren kann. Meistens aber werden die Impfungen in den Hoden vorgenommen, woselbst sich eine Orchitis und Periorchitis entwickelt.

Ansiedlung und Ausbreitung der Spirochaeten im menschlichen Organismus.

Voraussetzung für das Haften der Syphilisspirochaeten ist eine oft allerdings nur mikroskopisch kleine Verletzung des Epithels der Haut, eine Laesio continui.

Die unverletzte Hornschicht bietet einen Schutz gegen das Eindringen der Erreger. Hingegen wird angenommen, daß die Schleimhaut diesen Schutz nicht gewährt, so daß hier auch ohne ihre Verletzung eine Infektion statthaben könne.

Am Orte des Eindringens der Spirochaeten in den Organismus findet zunächst ohne klinisch sichtbare Zeichen eine Vermehrung der Spirochaeten statt. Erst nach einem gewissen Zeitraum erfolgt von seiten des Organismus eine Reaktion in Form eines Infiltrates an der Infektionsstelle, das wir als Primär- oder Initialaffekt (Sklerose oder harter Schanker) bezeichnen. Diese Spanne Zeit, die erste Inkubationsperiode, beträgt meistens drei Wochen, kann aber auch kürzer (10—14 Tage) oder länger (bis zu sechs Wochen) währen. Während sich die Spirochaeten an der Infektionsstelle und an den bald danach befallenen regionären Lymphdrüsen vermehren, dringen sie in den Organismus vor und erreichen weiter auf dem Wege der Lymphspalten und der Lymphgefäße von den regionären Lymphdrüsen aus die tiefer gelegenen Lymphdrüsen, um endlich durch den Ductus thoracicus in die Blutbahn zu gelangen. Der Zeitpunkt dieses Einbruches in das Blut läßt sich nicht genau angeben, ist auch wohl in den einzelnen Fällen verschieden; sicher aber erfolgt er frühzeitig, ja manchmal, wie wir aus den Affenexperimenten wissen, noch ehe der Primäraffekt ausgebildet ist. Das Blut an sich ist kein den Spirochaeten zusagender Nährboden; sie sind keine Blut-, sondern Bindegewebsparasiten und benützen das Blut lediglich als Transportmittel, durch welches sie sich im Organismus ausbreiten. Sie gelangen damit in die Haut und als sichtbarer Ausdruck der Generalisierung der Syphilis tritt etwa acht Wochen nach der Infektion ein Exanthem, das sogenannte Erstlingsexanthem auf. Die Zeit, die vom Auftreten des Primäraffektes bis zu der des Exanthems verstreicht, wird als zweite Inkubationsperiode bezeichnet und beträgt demnach im Mittel 4—5 Wochen. Mit dem Auftreten des Exanthems beginnt das Sekundärstadium der Syphilis.

Mit dem Blutstrom gelangen die Spirochaeten aber nicht nur in die Haut, sondern auch in alle übrigen Organe des Organismus. Und in der Tat können bereits in diesem Zeitraum außer Haut- und Schleimhäuten und Drüsen auch andere Organe erkranken, beispielsweise Periost und Knochen, die Iris, ja auch das Nervensystem (luetische Frühmeningitis). Doch ist dies selten. Die Regel ist vielmehr, daß die Spirochaeten in diesen Organen zunächst keine krankmachenden Wirkungen entfalten, viele von ihnen nicht Fuß fassen können oder bald zugrunde gehen. In anderen Organen aber können sie durch Jahre und Jahrzehnte als Saprophyten liegen bleiben, um endlich doch noch pathogen zu werden. Um diese Verschiedenartigkeit des Verlaufes, den die Syphilis im Einzelfalle nimmt, unserem Verständnis näher zu bringen, müssen wir zum Begriff der Organdisposition unsere Zuflucht nehmen, die allerdings, wenn wir von anderen konkurrierenden Schädigungen, die die einzelnen Organe jeweils betreffen (Syphilis und Reizung) absehen, genug der Rätsel birgt.

Es wird also die Grundlage für eine spätere Organerkrankung bereits frühzeitig durch die hämatogene Spirochaetenaussaat in der späteren Primär- und frühen Sekundärperiode gelegt, in dem Sinne, daß die Spirochaeten, die später zu einer Erkrankung der Aorta, Leber, des Zentralnervensystems usw. führen, bereits in der Frühperiode mit der hämatogenen Virusaussaat an Ort und Stelle deponiert werden.

Das Sekundärstadium der Syphilis dauert etwa 2—3 Jahre,

indem Perioden, in welchen Erscheinungen fehlen (Latenzen), mit solchen wechseln, in welchen klinische Symptome vorhanden sind (Rezidive).

Während das Erstlingsexanthem und die es begleitenden übrigen Symptome (Drüsen, Schleimhäute usw.) durch die hämatogene Aussaat des Virus bedingt sind, wird die Rezidive entsprechend den eben gemachten Ausführungen durch Virus hervorgerufen, welches mit der hämatogenen Aussaat an die betreffenden Stellen gelangt und dort liegen geblieben ist (Virus in loco).

Diese Verschiedenheit der Entstehung findet ihren Ausdruck auch in dem klinisch verschiedenen Aussehen der Erstlingseruption von den späteren Erscheinungen des Sekundärstadiums.

Das hämatogen entstandene Erstlingsexanthem ist meistens außerordentlich dicht und die Effloreszenzen, die es zusammensetzen, ob es sich um Makeln, Papeln oder Pusteln handelt, sind in großer Zahl über die Haut des Rumpfes, später auch der Extremitäten verteilt, wobei vielfach eine Anordnung in der Spaltrichtung der Haut, also entsprechend dem Verlauf der Blutgefäße, erkennbar ist. Die Größe der einzelnen Effloreszenzen ist eine geringe. Beim Rezidivexanthem, das durch in loco liegen gebliebenes Virus entstanden ist, sind, da die Zahl der Erreger abgenommen hat, auch die Erscheinungen an der Haut spärlicher; es ist weniger dicht als das Erstlingsexanthem. Die Zahl der Effloreszenzen, die an der Haut zur Entwicklung gelangen, hat abgenommen, u. zw. um so mehr, je längere Zeit seit der Infektion verstrichen ist. Die Größe der Effloreszenzen aber nimmt durch periphere Ausbreitung des Virus zu. Da infolge einer lokalen Immunität, die sich an der Stelle seiner ersten Ansiedlung entwickelt hat, die zentralen Partien der Effloreszenz keine Veränderung aufweisen, entstehen bei der peripheren Viruswanderung oft Kreis- und Bogenformen.

Es ist also das Rezidivexanthem gegenüber dem Erstlingsexanthem, das aus zahlreichen, dicht gedrängten und kleinen Effloreszenzen besteht, dadurch unterschieden, daß ihre Zahl ab-, ihre Größe aber zunimmt und die Neigung zur Bildung orbikularer Krankheitsherde besteht. Dies gilt nicht nur für die Erscheinungen der äußeren Haut, sondern auch für die der Schleimhäute, sowie der Genital- und Analregion, die durch die geschilderten Merkmale als Rezidive gekennzeichnet sind. Ebenso werden **isoliert** an einer oder wenigen Körperstellen zur Entwicklung gelangte Erscheinungen im Sinne einer Rezidive zu deuten sein.

Mit dem Ablauf des sekundären Stadiums ist in einer Reihe von Fällen die Syphilis erloschen; in anderen kommt es nach einem symptomfreien Intervall zum Auftreten weiterer Erscheinungen, die wir als **tertiäre** bezeichnen. Dieser **Zwischenraum** zwischen dem sekundären und tertiären Stadium beträgt im Mittel 5—7 Jahre; doch können tertiäre Erscheinungen schon nach 3—4 Jahren, ja auch noch früher auftreten und ebenso ist die Grenze nach oben eine durchaus veränderliche, indem auch nach 20, 30 und mehr Jahren Tertiärerscheinungen entstehen können. Gegenüber dem Sekundärstadium, welches zeitlich begrenzt ist, u. zw. derart, daß ein Auftreten von Symptomen nach dem dritten Jahr eine große Seltenheit ist, herrscht im Tertiärstadium diesbezüglich völlige Regellosigkeit.

Außer Haut und Knochen erkranken im Tertiärstadium viel häufiger als im Sekundärstadium innere Organe und Zentralnervensystem, wobei oftmals Krankheitsbereitschaft einzelner Organe oder Organsysteme unverkennbar ist, indem diese wiederholt von tertiären Rezidiven befallen werden.

Das typische Produkt der tertiären Lues ist das **Gumma**, ein **knotenförmiges Infiltrat**, das nach der Peripherie zu wachsend **zentral erweicht** und nach außen durchbrechend zu **Geschwüren** führt (Ulcera gummosa), die mehr oder minder charakteristische **Narben** hinterlassen.

Der Unterschied gegenüber den sekundären Manifestationen zeigt sich ja besonders in der **destruktiven Tendenz** der Tertiäraffekte, die manchmal auch recht wenig ausgedehnt und oberflächlich sein können, aber im Gegensatz zum Produkt der Sekundärperiode mit Defektbildungen (Narben) ausheilen.

Die sogenannte **Metalues**, auch als **quartäres Stadium** bezeichnet, umfaßt die Tabes und die Paralyse. Wenngleich heute feststeht, daß auch diese Erkrankungen durch die direkte Einwirkung der Spirochaeta pallida hervorgerufen sind, wird die alte Bezeichnung Metalues („Folge"- oder „Nach"erkrankung), mit welcher ein noch ungeklärter Zusammenhang dieser Erkrankung mit Syphilis zum Ausdruck gebracht werden sollte, auch weiterhin mit Recht beibehalten, da diese Erkrankungen durch ihren eigenartigen Verlauf und die neben den entzündlichen einhergehenden degenerativen Veränderungen eine Sonderstellung einnehmen.

Immunität.

Unter Immunität eines Individuums verstehen wir (nach Kolle) dessen Unempfindlichkeit gegenüber einer Infektion, an der, ein sicherer Infektionsmodus vorausgesetzt, unter den gleichen Bedingungen andere Individuen derselben Art und Rasse erkranken. Wir unterscheiden eine **natürliche** oder **angeborene** Immunität, die auch als Resistenz bezeichnet wird, von der **erworbenen**. Ob es eine natürliche Immunität oder Resistenz gegenüber Lues gibt, ist noch immer eine offene Frage, da die diesbezüglichen älteren Beobachtungen einer strengen Kritik nicht standhalten können.

Was nun die **erworbene Immunität** betrifft, die sich als Folgezustand überstandener Krankheiten ergibt, wie z. B. nach Scharlach, Masern, Blattern usw., so wurde bis in die neuere Zeit auch für Syphilis das Bestehen einer solchen angenommen, was seit Ricord in dem fast als Dogma betrachteten Satz, daß man die Syphilis nur einmal bekommen könne, seinen Ausdruck fand. Heute allerdings ist es feststehend,, daß dies nicht zutrifft. Vielmehr liegen auch strengster Kritik standhaltende Beobachtungen vor, daß es Fälle gibt, die sich zum zweitenmal mit Syphilis infizieren (Reinfektion) Es schützt also die erstmalige syhpilitische Infektion nicht vor einer zweiten Ansteckung und somit kann von einer erworbenen Immunität bei Syphilis nicht die Rede sein. Wir müssen vielmehr annehmen, daß **mit der restlosen Ausheilung der Krankheit auch der Schutz gegen diese aufhört**. Aber auch während des Bestandes der Krankheit ist keine dauernde Immunität, weder gegen das körpereigene, noch gegen fremdes Virus vorhanden. Schon der chronische rezidivierende Verlauf der Krankheit ist mit der Annahme einer dauernden Immunität nicht vereinbar, denn durch sie müßte das Auftreten von neuen Erscheinungen (Rezidiven) verhindert werden.

Immerhin sind in der klinischen Praxis „echte" Reinfektionen selten, erst seit der radikalen Salvarsantherapie relativ häufiger geworden.

Für die wissenschaftlich-theoretische Kenntnis der Syphilis ist es aber jedenfalls von großer Wichtigkeit, daß sich eine absolute Immunität im Verlauf der Erkrankung nicht entwickelt. Nach vielen experimentell-klinischen Beobachtungen und histologischen Befunden kann man sich den typischen Verlauf der syphilitischen Infektion folgendermaßen vorstellen:

Auf das erstmalige Eindringen der Spirochaeten in den

Körper erfolgt eine „Abwehrreaktion" durch die Bildung eines initialen Infiltrates, des Primäraffektes, und es werden unter der Einwirkung der Erreger bereits Schutzstoffe gebildet. Während der Proliferation der Erreger im Primäraffekt und in den regionären Lymphdrüsen und während der nun folgenden Generalisierung der Syphilis tritt eine weitere Änderung in der Reaktionsweise des Körpers ein. Im Sekundärstadium führt die Ansiedlung von Spirochaeten in der Haut, die beim natürlichen Ablauf der Infektion mit dem Blutstrom dorthin gelangen, nicht mehr zur Bildung eines Primäraffektes, sondern zu viel kleineren, unscheinbaren Läsionen, zu den für diese Epoche charakteristischen makulösen, papulösen und pustulösen Exanthemen. Auch die auf metastatischem Wege gegen Ende der primären Periode auftretenden Lymphdrüsenschwellungen bleiben stets hinter der Größe der dem Primäraffekt benachbarten regionären Drüsenschwellungen zurück.

Durch Zunahme der wahrscheinlich in den Krankheitsherden gebildeten Schutzstoffe erreichen die Abwehrkräfte des Körpers eine solche Höhe, daß die klinischen Erscheinungen schwinden. Die Krankheit ist in das Stadium der Latenz getreten. Infolge der bisher stattgefundenen Abwehrreaktion ist ein großer Teil der Erreger, aber freilich nicht alle zugrunde gegangen; die übrigbleibenden verhalten sich zunächst als Saprophyten. Nehmen die Schutzstoffe im Organismus ab, dann werden auch die Saprophyten wieder pathogen und verursachen eine Rezidive. Die klinischen Symptome dieser sind zwar morphologisch prinzipiell die gleichen wie die ersten sekundären Manifestationen; sie zeigen aber als Ausdruck der inzwischen weiter fortgeschrittenen Umstimmung in klinischer Hinsicht insofern gewisse schon besprochene Unterschiede, indem die einzelnen Läsionen bedeutendere Größe erlangen. In der jetzt oft zu beobachtenden Anordnung der Exantheme in Kreis- und Bogenform finden lokale Immunvorgänge ihren Ausdruck, indem das zurückgebliebene Virus die Rezidiverscheinungen nicht genau an der Stelle früherer Krankheitserscheinungen hervorzurufen vermag, sondern erst durch peripheres Ausschwärmen auf dem Wege der Lymphspalten Entwicklungsmöglichkeiten findet.

Im tertiären Stadium hat die Umstimmung des Organismus noch weitere Fortschritte gemacht. Die Reaktion auf das Virus ist abermals eine andere, viel intensivere geworden, wie sich aus der Gegenüberstellung der unscheinbaren sekundären Effloreszenzen und des Krankheitsproduktes der tertiären Phase, des Gummas, ergibt. Dort ein Fleck oder ein Knötchen unscheinbarer Größe von ausgesprochen resolutiver Tendenz, hier ein knotenförmiges Infiltrat von oft bedeutender Größe, das in der Regel seinen Ausgang in mehr oder weniger tiefgreifende Geschwüre und Narben nimmt. Die Heftigkeit der Abwehrreaktion ist also ungleich größer als im sekundären Stadium; was um so mehr vermerkt zu werden verdient, als die Zahl der Spirochaeten im Organismus eine weitere Verminderung erfahren hat. Diese sind sehr spärlich geworden, ja so spärlich, daß es langer und mühevoller Untersuchungen bedurfte, sie in gummösen Produkten, wo sie sich nur in den noch nicht zerfallenen Randpartien des Infiltrates in geringer Zahl vorfinden, nachweisen zu können. In dieser Tatsache liegt ein auffälliger Gegensatz zu den Krankheitserscheinungen der primären und sekundären Periode, die ungemein spirochaetenreich sind. Diese Verhältnisse finden auch ihren Ausdruck im anatomischen Bild, indem sich die spirochaetenreichen Läsionen der Frühperiode aus banalen lymphozytären und plasmazellulären Infiltraten zusammensetzen, während die tertiären Krankheitsprodukte meistens einen tuberkuloiden Bau, Epitheloidzelleninfiltrate und Riesenzellen aufweisen. Die im Tertiärstadium zumeist positive Luetin-Reaktion gegenüber der meistens negativen im Primär- und Sekundärstadium ist ein weiterer — biologischer — Beweis für die Intensität der „Umstimmung" und Abwehrreaktion des infizierten Organismus.

Wir sehen also, daß die verschiedenen Erscheinungsformen der Syphilis, deren Einteilung in primäre, sekundäre und tertiäre Symptome ursprünglich von rein klinisch-morphologischen Gesichtspunkten aus erfolgt ist, das Ergebnis des Wechselspiels zwischen Erregern und den nach immunbiologischen Gesetzen vor sich gehenden Abwehrvorgängen des Körpers ist. Und daher darf man wohl sagen, daß die alte Stadieneinteilung der Syphilis auch heute noch zu Recht besteht.

Bei der Besprechung der immunbiologischen Vorgänge im Verlaufe der Syphilis, soweit sie durch das Experiment und in klinischem Verlauf der Erscheinungen in den einzelnen Krankheitsstadien unserem Verständnis nähergebracht werden, haben wir bis nun nur die Haut als ein unserer Beobachtung gut zugängliches Objekt in den Kreis unserer Betrachtungen gezogen. Trotz manches Hypothetischen liegt hier ein namentlich durch die Experimente gewonnener Besitzstand an positivem Wissen vor. Viel weniger klar liegen aber die Dinge, wenn wir die Erkrankungen i n n e r e r O r g a n e im Hinblick auf Immunitätsfragen betrachten. Das experimentell gesicherte Tatsachenmaterial zu dieser Frage ist nur klein. Zwar haben die Experimente an niederen Affen uns gewisse Kenntnisse vermittelt und zu dem Begriff der schon erwähnten Organdisposition geführt, doch liegen die Verhältnisse beim Menschen hier ungleich komplizierter als beim niederen Affen.

Unbestritten weisen viele alte Erfahrungstatsachen darauf hin, daß zwischen Erkrankung der Haut und der inneren Organe eine Wechselwirkung bestehe. So die Beobachtung, daß Tabiker und Paralytiker während des Sekundärstadiums nur ganz geringe oder überhaupt keine Hautsymptome dargeboten hätten. Umgekehrt sind in Ländern wie Bosnien und der Herzegowina, in denen Lues sehr häufig in Form schwerer tertiärer Haut- und Knochenläsionen auftritt, Tabes und Paralyse sehr selten, was Neisser auch von der Syphilis der Malaien auf Java feststellt. Auch im Gefolge der Lues maligna, die schon in den früheren Perioden mit schweren Hauterscheinungen einhergeht, werden Späterkrankungen des Nervensystems nur ausnahmsweise beobachtet. Und selbst wenn sich bei tertiären Fällen positive Liquores finden, was nach Kyrle nicht so selten der Fall ist, so zeigen diese Veränderungen häufig eine Neigung zu spontanem Rückgang. Die alte Vorstellung von einem Antagonismus zwischen Haut-Knochenerkrankungen einerseits und der Erkrankung innerer Organe und des Nervensystems andrerseits scheint auch durch neue Befunde gestützt und E. Hoffmann spricht geradezu von einer nach innen gerichteten Schutzvorrichtung der Haut, die er Esophylaxie nennt.

Die klinischen Erscheinungsformen der Syphilis.

Das Primärstadium der Syphilis.

Das primäre Stadium umfaßt die Zeit, die von der stattgehabten Infektion bis zum Auftreten des Primäraffektes währt, lie sogenannte erste Inkubationsperiode, und dazu die sich anschließende Zeitspanne, die als zweite Inkubation bezeichnet wird und von der Entwicklung des Primäraffektes bis zum Auftreten des ersten sekundären Exanthems reicht. Da dieses etwa acht Wochen post infectionem aufzutreten pflegt, ist dadurch auch die Dauer des primären Stadiums angegeben.

Die Inkubation der Syphilis beträgt für die überwiegende Zahl der Fälle 3—4 Wochen, kann aber auch 6 Wochen, in ganz seltenen Ausnahmen auch noch länger dauern, wie auch verkürzte Inkubationen von 14—16 Tagen gelegentlich beobachtet werden.

Der Primäraffekt kann an jeder Stelle des Körpers, an der die Spirochaeten eingedrungen sind, zur Entwicklung gelangen. Die Voraussetzung hiefür ist eine Verletzung des Epithels (Laesio continui). Diese ist sehr oft klinisch gar nicht wahrnehmbar, also nur mikroskopisch klein, oder es handelt sich um erst sub coitu entstandene traumatische Abschürfungen und Einrisse; gar nicht selten werden auch banale Affektionen, meistens Erosionen um einen Herpes, eine Balanitis oder andere kleine oder größere Wunden die Eintrittspforte abgeben. Nach der Lokalisation unterscheiden wir genitale oder perigenitale und extragenitale Primäraffekte. Die genitalen werden so gut wie immer durch den Geschlechtsverkehr übertragen, also direkt von Individuum zu Individuum, was auch häufig bei der extragenitalen Infektion der Fall ist, die durch Kuß, Biß oder berufliche Berührungen bei Ärzten, Pflegerinnen, Anatomiedienern, Hebammen und Ammen entstehen. Aber auch indirekt kann die Syphilis durch Gebrauchsgegenstände, Eß- und Trinkgeschirr, verunreinigte Instrumente (Zahnzangen, Katheter) und Arbeitsgeräte (Glasbläserpfeife, Rasiermesser) u. dgl. übertragen werden.

Was die Häufigkeit der extragenitalen Infektion anlangt, so entfällt auf sie in unseren Ländern etwa ein Hundertsatz von 8—9, während sie in manchen Distrikten des Balkans die Hälfte der Infektionen ausmacht. Dort, wo die Syphilis endemisch auftritt, stellt sich die Zahl der extragenitalen Infektionen noch höher und erreicht z. B. in manchen Gegenden Rußlands über 90 Prozent, so daß die Syphilis hier den Charakter einer Geschlechtskrankheit verliert, da die Bevölkerung bei Eintritt in das geschlechtsreife Alter bereits auf extragenitalem Wege mit Lues infiziert ist.

Ob direkte oder indirekte Infektion mit Syphilis erfolgt, immer handelt es sich um spirochaetenhältiges, also von einem syphilitischen Individuum stammendes Material, das übertragen wird. Und da ist die Frage von hervorragendem praktischem Interesse, durch welche Fälle oder Manifestationen der Lues am häufigsten die Infektionen vermittelt werden. Wenn es auch feststeht, daß sämtliche Erscheinungen der Syphilis in ihrer großen Mannigfaltigkeit durch die Spirochaeten bedingt sind, daß ferner natürlich auch im Stadium der Latenz der Körper Virus führt, also theoretisch jedes syphilitische Individuum die Lues weiterverbreiten kann, so bestehen de facto doch diesbezüglich große Unterschiede. Diese werden vor allem durch zwei Momente bedingt. Einmal durch die im Organisums im allgemeinen wie in einzelnen Krankheitsprodukten enthaltenen M e n g e von Spirochaeten, die in den einzelnen Phasen der Krankheit eine durchaus verschiedene ist; zweitens ist auch die Tatsache von Bedeutung, ob es sich um an der Körperoberfläche sitzende, sezernierende Krankheitserscheinungen, von denen leicht spirochaetenhältiges Sekret auf andere übertragen werden kann, oder um einen geschlossenen, von intaktem Epithel bedeckten Krankheitsherd handelt. Unter Berücksichtigung dieser zwei Momente müssen die Träger von ungemein spirochaetenreichen Krankheitserscheinungen des primären und sekundären Stadiums, nämlich von noch nicht überhäuteten Sklerosen und nässenden Papeln, als hoch infektiös und daher für ihre Umgebung als sehr gefährlich angesehen werden, weil das Oberflächenepithel bei diesen Erscheinungen fehlt und die spirochaetenhältigen Sekrete nur zu leicht übertragen werden. Von Epithel bedeckte Krankheitserscheinungen des Sekundärstadiums, z. B. eine Roseola oder die meistens trockenen papulösen Exantheme am Stamm, sind, namentlich was die indirekte Übertragungsmöglichkeit anlangt, etwas weniger gefährlich; doch müssen wir stets bedenken, daß es auch an diesen Erscheinungen spontan oder durch interne Einwirkung zur Bildung nässender oder blutender Stellen kommen kann, deren spirochaetenhältige Sekrete dann gleichfalls leicht eine Infektion vermitteln können.

Die Erscheinungen des Spätstadiums dagegen können praktisch als n i c h t i n f e k t i ö s gelten. Selbst wenn ein Gumma geschwürig zerfällt, so führt das Wundsekret keine Spirochaeten, da diese in dieser Periode an sich spärlich sind und sich nur in den noch nicht zerfallenen, infiltrierten Randpartien befinden, von welchen aus eine Übertragung der Lues nicht zu befürchten und kaum denkbar ist.

Wohl aber können p h y s i o l o g i s c h e S e - u n d E x k r e t e Spirochaeten führen und eine Infektion vermitteln, so vor allem M i l c h, S p e i c h e l, S p e r m a, Z e r v i k a l s e k r e t, während Urin und der Liquor cerebrospinalis praktisch weniger in Frage kommen dürften. Das B l u t ist zwar an sich ein den Spirochaeten nicht zusagender Nährboden, führt aber namentlich im späteren Primär- und frühen Sekundärstadium reichlich Virus, kann also gleichfalls leicht Infektionen vermitteln. Aber auch im S t a d i u m d e r L a t e n z ergaben experimentelle Impfungen von B l u t, ebenso von den oben angeführten Sekreten gelegentlich ein positives Resultat, so daß bei fehlenden klinischen Symptomen gerade dieser Infektionsmodus eine zwar geringere, aber sicher nicht zu unterschätzende Rolle spielen dürfte. Auch pathologische Sekrete des Luetikers können Spirochaeten enthalten, wofür das bekannteste und praktisch wichtigste Beispiel das Ulcus molle eines Syphilitikers ist, durch dessen Eiter nicht nur der Ducreysche Bazillus des Ulcus molle, sondern auch Spirochaeten weiterverbreitet werden.

Der **Primäraffekt** (harter oder Hunterscher **Schanker**, Sklerose, Initialaffekt) entwickelt sich nach Ablauf der Inkubation aus einem kleinen, bis linsengroßen, braunroten, flachen Knötchen, welches von Epithel bedeckt und schmerzlos ist. Während der nächsten Tage nimmt dieses Knötchen sowohl der Fläche wie der Tiefe nach etwas an Ausdehnung zu, wobei es an der Oberfläche erodiert. Der Affekt stellt nun eine runde oder ovaläre, scharf begrenzte Erosion von etwa Linsengröße, von nicht entzündlicher, braunroter Farbe und glatter, feucht glänzender Oberfläche dar. Die Infiltration ist in diesen jungen Stadien des Initialaffektes klinisch nicht wahrnehmbar oder nur angedeutet, mikroskopisch jedoch immer vorhanden, denn sie ist das Wesentliche des pathologischen Geschehens, demgegenüber die Veränderungen der über dem Infiltrat liegenden Gewebslagen, so insbesondere des Epithels mehr akzidenteller Natur und pathologisch-anatomisch von geringer Bedeutung sind. Doch sind es gerade die Veränderungen der Oberfläche, die scharfe Begrenzung der erodierten Stelle, die braunrote Farbe, der lackartige Glanz und der manchmal schon um diese Zeit in der Mitte vorhandene, fest haftende, gelbe oder gelbbräunliche Belag, die diesem jungen Primäraffekt auch bereits ein typisches Aussehen verleihen und die klinische Diagnose dieser jungen Initialaffekte ermöglichen, die allerdings womöglich durch den Spirochaetennachweis, namentlich bei noch fehlender Drüsenschwellung und negativer Wassermann-Reaktion erhärtet werden sollte.

Die Weiterentwicklung des Infiltrates einerseits und die Veränderungen an dessen Oberfläche anderseits bedingen nun die verschiedenen klinischen Formen des syphilitischen Initialaffektes, wobei allerdings auch die anatomischen Verhältnisse der betreffenden Körperstelle, an der er zur Entwicklung gelangt, mitbestimmend sind.

Als einfachste Form des Primäraffektes ist die bereits beschriebene Form der **erodierten flachen Sklerose** zu nennen, die mit dem Alter wächst, Münzengröße und darüber erreicht, im übrigen aber ihren klinischen Charakter beibehält. Häufig tritt im Zentrum ein gelbbrauner oder gelbgrüner Belag auf, der festhaftet: diphtheroide oder nekrotisierende Sklerose; doch wird auch bei dieser Form nicht der ganze Affekt vom Belag eingenommen, sondern dieser ist stets von einem schmalen, 1—2 Millimeter breiten, braunroten Saum umgeben. Eine krustöse Sklerose liegt dann vor, wenn das an die Oberfläche aussickernde Sekret antrocknet und eine Kruste von bräunlicher, manchmal auch sanguinolenter Färbung darbietet. Wichtig ist, daß die geschilderten Erosionen und deren Modifikationen im Niveau der Haut liegen oder dieses sogar überragen, was auf das in allen nicht mehr ganz jungen Initialaffekten stets auch klinisch durch Palpation nachweisbare Infiltrat zurückzuführen ist. Es ist daher im strengen Sinne des Wortes nicht am Platze, in diesen Fällen von einem Geschwür (Ulcus) zu reden; der Initialaffekt bedingt hier keinen Substanzverlust, keine Vertiefung; sondern er stellt vielmehr ein durch das Infiltrat bedingtes Plus an Gewebe dar. Es ist allerdings in den einzelnen Fällen von recht verschiedener Intensität, manchmal nur als leicht vermehrte Resistenz tastbar, oft aber verursacht es beträchtliche Induration, die als derbe knopf- oder auch plattenförmige vorspringende Einlagerung sichtbar wird, welcher Umstand ja auch in der Bezeichnung des harten Schankers oder der Sklerose seinen Ausdruck findet. Es kann auch der Fläche nach eine bedeutende Ausdehnung erlangen und reicht oft über die Erosion hinaus, wobei auch die von Epithel gedeckte Umgebung des Primäraffektes eine bräunliche Verfärbung aufweisen kann. Die größere oder geringere Entwicklung des Infiltrates hängt zum Teil vom Alter des Primäraffektes ab, dann aber auch von den anatomischen Verschiedenheiten seines Sitzes, u. a. von der horizontalen oder senkrechten Verlaufsrichtung der Gefäße. So ist die Induration meistens sehr hochgradig bei einem Primäraffekt am Orificium urethrae, an der Corona glandis, im Sulcus coronarius, an der inneren Lamelle und am Rande des Praeputiums; viel geringer an der Glans und der Penishaut. Besonders an der Glans ist der Primäraffekt oft flächenhaft ausgebreitet und die Oberfläche ist pergamentartig, scheint wie durch die flüchtige Berührung mit einem heißen Eisen verschorft und erinnert dadurch an eine oberflächliche Verbrennung (Sclerosis ambustiformis).

Bei Frauen tritt die Induration besonders am Rande und an der Außenfläche der großen Labien, am Praeputium der

Clitoris, weniger an den kleinen Labien und am Introitus hervor. Auch bei extragenitalem Sitz bestehen klinisch gewisse Besonderheiten. So ähnelt der Primäraffekt an den Tonsillen einer Angina, die allerdings nur eine Tonsille betrifft, am Finger einem Panaratium und erinnert an der Haut des Stammes an eine furunkuloide Bildung, weil nicht selten der Follikel den Eingang für die Spirochaeten abgegeben hat.

An diese Formen des Primäraffektes, die als oberflächliche Erosionen mit mehr oder minder indurierter Basis beschrieben wurden, bei denen der Gewebszerfall nur ein ganz oberflächlicher, das Epithel betreffender ist, schließen sich die Fälle an, in denen der Primäraffekt unter dem Bilde eines Geschwürs verlauft, die exulzerierte Sklerose. Hier haben wir ein wirkliches, in die Tiefe greifendes Geschwür vor uns, dessen Ränder derb infiltriert und braunrot gefärbt sind, während die vertiefte Basis von einem festhaftenden mißfärbigen Belag bedeckt, jedoch gleichfalls derb infiltriert ist. Der Übergang von den Rändern zur Basis vollzieht sich meistens in allmählichem oder auch steilerem Abfall, wodurch die Form des Geschwüres muldenförmig erscheint; nie jedoch besteht eine Unterminierung der Ränder. Auch bei dieser nicht häufigen Form des Primäraffektes ist das Wesentliche das derbe Infiltrat. Durch die Massigkeit des Infiltrates und die in diesen Fällen besonders stark entwickelten Gefäßveränderungen leidet seine Ernährung, so daß es schichtweise von der Oberfläche beginnend zerfällt und dadurch mehr oder weniger tiefgreifende Geschwüre entstehen.

Außer auf die geschilderte Weise wird eine Geschwürsbildung am Primäraffekt dann gesehen, wenn es sich um eine Mischinfektion handelt, wobei dann zwei pathologische Prozesse nebeneinander laufen. Sehr selten ist es, daß ein bereits bestehender luetischer Primäraffekt für andere Bakterien die Eintrittspforte abgibt; viel häufiger ist vielmehr der Modus, daß ein schon bestehender Geschwürprozeß nachträglich luetisch infiziert wird oder daß die Infektion mit Spirochaeten und anderen Erregern gleichzeitig erfolgt.

Das praktisch wichtigste Beispiel hiefür bietet das sogenannte Ulcus mixtum. Hier werden beim infizierenden Coitus gleichzeitig der Erreger des weichen Schankers, das ist der Ducreysche Bazillus, und die Spirochaeta pallida übertragen. Die Krankheit beginnt nach einer Inkubation von 2—4 Tagen als Ulcus molle, als ein Geschwür mit entzündlichen, unterminierten Rändern und vertiefter höckriger, reichlich Eiter sezernierender Basis. Diese klinischen Charaktere bleiben zunächst auch im weiteren Verlaufe erhalten, bis nach der etwa dreiwöchigen Inkubation nunmehr auch die Syphilis klinisch in Erscheinung tritt. Das sich entwickelnde syphilitische Infiltrat führt zu einer allmählich zunehmenden Induration der Ränder und der Basis des Geschwürs, wobei sich oft auch der für die Lues charakteristische bräunliche Farbenton (an Basis und Rändern) einstellt. Das allmähliche Hinzutreten der Syphilissymptome und das Nebeneinander der klinischen Erscheinungen bietet der Diagnose des gemischten Schankers mitunter sehr große Schwierigkeiten, die noch dadurch gesteigert werden, daß der Spirochaetennachweis hier oft versagt. Neben dem Auftreten der charakteristischen syphilitischen Drüsenschwellungen wird es vor allem die Induration des bis dahin weichen Geschwürs sein, die den Verdacht eines Ulcus mixtum nahelegt. Doch auch diesbezüglich ist die Einschränkung zu machen, daß an gewissen Stellen, z. B. im Sulcus coronarius und am Praeputialrand auch nicht syphilitische Affekte eine allerdings meistens nur geringe Induration zeigen hönnen.

Eine letzte, klinisch abweichende Form des Primäraffektes stellt das indurative Ödem dar. Dabei handelt es sich oft um eine sehr beträchtliche, derbe Schwellung, die sich an einzelnen Abschnitten des Genitales entwickelt und am Praeputium oder auch an der ganzen Haut des Penis, an einem der großen oder kleinen Labien, dem Praeputium der Clitoris, manchmal auch an mehreren dieser Stellen gleichzeitig auftreten kann. Außer der derben und prallelastischen Konsistenz, derzufolge eine bei der Palpation gesetzte Eindellung sich sofort wieder ausgleicht, ist als weiteres Symptom die Farbenveränderung der ödematösen Partien zu nennen, die von einer leicht bräunlichen Verfärbung bis zu satten, tiefroten Farbentönen schwankt. Das anatomische Substrat des indurativen Ödems stellt eine flächenhaft ausgebreitete syphilitische Lymphangitis dar. Das indurative Odem wird entweder als einzige Form des syphilitischen Primäraffektes beobachtet, oder es kann mit den früher beschriebenen Formen des Primäraffektes vergesellschaftet sein, derart, daß wir auf ihm noch einen oder mehrere erodierte oder diphtheroide Sklerosen vorfinden.

Was die Zahl der Primäraffekte anlangt, so kann ein Affekt oder auch mehrere vorhanden sein. Die Mehrzahl ist gar nicht selten und soll angesichts der Tatsache, daß vielfach die Einzahl des Primäraffektes gegenüber anderen genitalen Affektionen als differentialdiagnostisches Merkmal angeführt wird, besonders hervorgehoben sein.

Zur Entwicklung mehrer Primäraffekte kommt es erstens dann, wenn sub coitu mehrere kleine Abschürfungen oder kleine Verletzungen entstehen oder solche schon vorher namentlich in Form banaler Affektionen bestanden haben. Es ist gar nicht selten, daß die geplatzten Bläschen eines Herpes, die Erosionen einer Balanitis, die Milbengänge einer Skabies mit Syphilis infiziert werden und es auf diese Weise zur Entwicklung mehrerer, ja oft sehr zahlreicher (10—20 und darüber) Primäraffekte kommt. Diese stehen, weil gleich alt, auf der gleichen Stufe der In- und Evolution. Zweitens kann von einem bereits bestehenden Primäraffekt aus eine Spirochaetenübertragung auf eine anliegende Hautstelle stattfinden, wie z. B. von der Innenlamelle des Praeputiums auf die Glans, von der Haut des Penis auf das Skrotum oder den Oberschenkel, woselbst sich dann ein zweiter Primäraffekt, eine sogenannte Abklatsch- oder Kontaktsklerose entwickelt. Dieser Entstehungsmodus ist durch den Sitz der zweiten Sklerose an einer mit der ersten korrespondierenden Hautstelle gekennzeichnet und weiters durch die Tatsache, daß die zweite Sklerose als die später entstandene kleiner ist. Endlich drittens können in kurzen Zwischenräumen von wenigen Tagen erfolgende Kohabitationen zwischen einem luetischen und nichtluetischen Individuum jedesmal eine Übertragung von Spirochaeten zur Folge haben, die zur Bildung von Primäraffekten führt, welche durch ihre verschiedene Größe auf den geschilderten Infektionsmodus schließen lassen.

Der Verlauf des Primäraffektes ist, sofern nicht die eingeleitete Behandlung eine rasche Rückbildung bewirkt, gewöhnlich der, daß der Primäraffekt den Höhepunkt seiner Entwicklung in der sechsten Woche nach der Infektion erreicht. Von da ab treten auch spontan allmählich regressive Veränderungen in Erscheinung, indem vorhandene Beläge sich abstoßen, allfällige Substanzverluste ausgefüllt werden und die gereinigte Wundfläche vom Rande her sich überhäutet und epithelisiert. Als Residuum bleibt für einige Zeit eine wenig charakteristische zarte, pigmentierte Narbe, manchmal nur ein Pigmentfleck zurück; meistens allerdings ist auch nach eingetretener Epithelisierung die Induration in größerem oder geringerem Maße vorhanden, wodurch dann die Narbe des Primäraffektes hinreichend charakteristisch wird. Dies sowie die Zeit, welche diese Rückbildung beansprucht, ist recht verschieden, je nach Größe und

Entwicklung des Primäraffektes. Oft sind beim Auftreten des Exanthems seine typischen klinischen Merkmale noch deutlich ausgeprägt und bestehen in manchen Fällen auch in den folgenden 3—4 Wochen des Sekundärstadiums weiter. Ebenso häufig ist es allerdings, daß der Sitz der Sklerose nur mehr an ihren Residualsymptomen, insbesondere der Induration der Narbe, die durch Monate bestehen bleiben kann, kenntlich ist. Doch auch ein rascherer Verlauf der Sklerose kommt vor und namentlich bei Frauen sind bei Ausbruch des Exanthems vielfach trotz genauester Untersuchung mit Einbeziehung der Vagina und Portio in die Untersuchung keine Reste des Primäraffektes mehr nachweisbar.

Die Erkrankungen der Lymphgefäße und Lymphdrüsen.

Sehr bald nach dem Auftreten des Primäraffektes tritt klinisch auch die Erkrankung des Lymphgefäßapparates in Erscheinung, u. zw. so, daß zunächst die regionären Lymphdrüsen anschwellen. Der Zeitpunkt ihres Auftretens schwankt innerhalb geringer Grenzen. In der Regel finden wir Drüsenschwellung 3—4 Wochen nach der Infektion deutlich entwickelt; ist einmal die Inkubationsperiode länger, so tritt auch die Drüsenschwellung später auf, folgt jedoch immer dem Primäraffekt in kurzer Zeit nach.

Der Sitz der regionären Drüsenschwellung ist je nach der Eintrittspforte des Virus ein verschiedener. Bei Sklerosen am äußeren Genitale, in der Anal- und Perianalgegend sind es die Inguinaldrüsen, die erkranken. Zunächst die der einen Leistenbeuge, die dem Sitz des Primäraffektes rechts oder links von der Sagittalebene entspricht. Doch wird gar nicht selten auch das gegenteilige Verhalten beobachtet (gekreuzte Skleradenitis). Bei den vielfachen Verzweigungen und Kommunikationen der Lymphgefäße gelangen die Spirochaeten aber gewöhnlich in die beiderseitigen Inguinaldrüsen, wobei allerdings die Schwellung auf der dem Primäraffekt korrespondierenden Seite überwiegt. Vom oberen Drittel der Vagina und der Cervix führen die Lymphbahnen jedoch nicht zu den inguinalen, sondern zu den der Palpation nicht zugänglichen iliakalen Drüsen, so daß in dieser Lokalisation des Primäraffektes eine wahrnehmbare regionäre Drüsenschwellung fehlt. Bei Sklerosen der oberen und unteren Extremitäten entsteht eine kubitale oder axillare oder eine subinguinale Drüsenschwellung, während bei Schanker der Mundhöhle, des Gesichtes, des Kinns und des behaarten

Kopfes die submandibularen, submentalen oder zervikalen Drüsen als regionäre erkranken.

Die syphilitische Drüsenschwellung ist ungemein charakteristisch. Sie ist von derb-elastischer Konsistenz und ovoider Form, bei der Palpation schmerzlos (indolenter Bubo). In frischen Fällen kann nur eine Drüse vergrößert sein, in der Regel aber ist die Drüsenschwellung multipel, wobei die einzelnen Drüsen gegeneinander abgrenzbar und verschieblich sind und auch die Haut über ihnen sich gut verschieben läßt. Die Drüsen erreichen verschiedene Größe, die gewöhnlich mit ihrem Alter zunimmt; sie sind zuerst bohnen- bis hasel- und walnußgroß, können aber auch tauben- und hühnereigroß und noch größer werden. Ein Parallelismus zwischen Größe des Primäraffektes und der Drüsen ist jedoch durchaus nicht immer vorhanden. Eine Neigung zur Erweichung und eitrigen Einschmelzung fehlt der syphilitischen Lymphdrüsenerkrankung vollständig. In seltenen Fällen kann eine geringgradige Schmerzhaftigkeit und leichte Verfärbung der Haut, die meistens bald einen deutlichen bräunlichen Farbenton annimmt, vorübergehend den Eindruck eines entzündlichen Prozesses erwecken, ohne jedoch zu einer Erweichung der Drüse zu führen. Eine solche tritt nur bei Mischinfektionen, beispielsweise beim Ulcus mixtum ein.

Von der regionären Drüsenschwellung unterscheiden wir die metastatische, welche an den Drüsen außerhalb des Lymphbereiches des Primäraffektes zur Entwicklung gelangt. Sie entsteht durch die hämatogene Spirochaetenaussaat und kann universell sein, so daß wir alle tastbaren Drüsen, die kubitalen, axillaren, zervikalen, infra- und supraklavikularen vergrößert finden. Oft aber ist nur die eine oder andere Drüsengruppe befallen und gar nicht selten fehlt die metastatische Drüsenschwellung überhaupt; sofern sie vorhanden ist, erlaubt sie Schluß auf den ungefähren Zeitpunkt der Infektion, da sie frühestens sechs Wochen nach dieser auftritt, also immer später als die regionäre Drüsenschwellung entsteht, hinter der sie stets auch an Größe zurückbleibt.

Lymphangitis syphilitica.

Der Weg, den die Spirochaeten vom Primäraffekt in die regionären Drüsen zurücklegen, ist klinisch nicht immer gekennzeichnet; am Dorsum penis aber läßt er sich oft in Form eines Lymphstranges von Stricknadel- bis Federkieldicke nachweisen. In dem Verlauf des angeschwollenen, sich derb anfühlenden und schmerzlosen dorsalen Lymphstranges finden wir häufig knotenförmige Anschwellungen (Bubonuli syphilitici), die dort entstehen, wo proximaler gelegene Lymphgefäße in den Lymphstrang einmünden (Lymphangitis nodosa dorsalis penis). Der dorsale Lymphstrang läßt sich bis an die Symphyse tasten, ja manchmal ist auch sein Eintritt in eine der geschwollenen Lymphdrüsen palpatorisch zu verfolgen.

Ein eigenartiges klinisches Bild kommt dann zustande, wenn die Spirochaeten von Lymphgefäßen oder Lymphdrüsen aus in die Haut aufsteigen. Sie erzeugen daselbst braunrote, von Epithel bedeckte, etwa linsengroße Knötchen, die mitunter auch konfluieren; sie werden als regionäre Papeln bezeichnet und sind durch ihre Lokalisation über dem Lymphgefäßapparat hinreichend charakterisiert. Es handelt sich bei ihnen um Erscheinungen vom Typus des Sekundärstadiums, die schon während der primären Periode auftreten. In pathogenetischer Hinsicht sind sie aber von den Sekundärerscheinungen dadurch unterschieden, daß sie noch vor der hämatogenen Virusaussaat zur Entwicklung gelangen, und zwar auf dem Lymphwege. Dadurch unterscheiden sie sich aber auch von Sklerosen, die durch von außen eingebrachte Spirochaeten entstehen.

Der Erkrankung des Lymphgefäßapparates, vor allem der Lymphdrüsen, im Primärstadium kommt große diagnostische Bedeutung zu. In erster Linie der regionären Drüsenschwellung, die ein konstantes Begleitsymptom des Primäraffektes darstellt und nur in den seltensten Ausnahmsfällen, z. B. bei maligner Lues gelegentlich fehlen kann. Die Drüsenschwellung ist ein hartnäckiges Symptom, das den Primäraffekt bei spontanem Ablauf lange überdauert; sie wird durch die Behandlung nur viel langsamer beeinflußt als der Primäraffekt und kann daher auch nach Abheilung des Primäraffektes die Diagnose auf die richtige Fährte lenken. Da die regionäre Drüsenschwellung die metastatisch entstandene an Größe deutlich übertrifft, wird dadurch überdies die Möglichkeit gegeben, Schlüsse auf den Sitz des Primäraffektes zu ziehen. Dies kann in Fällen rezenter sekundärer Lues für die Frage einer genitalen oder extragenitalen Infektion manchmal in forensischer Hinsicht von ausschlaggebender Bedeutung sein.

Die Differentialdiagnose der syphilitischen Skleradenitis bereitet im allgemeinen keine Schwierigkeiten, da sie durch ihre derbelastische Konsistenz, die eiförmige Form der Drüsen, die sie übrigens auch von alten luetischen Drüsen unterscheidet, hinreichend gekennzeichnet ist. Drüsenschwellungen beim Herpes und beim Ulcus molle sind weich und schmerzhaft; beim Ulcus molle tritt oft eitrige Einschmelzung ein. Die Drüsen beim Lymphogranuloma inguinale sind nicht nur mit der darüber liegenden Haut verwachsen, sondern auch untereinander verbacken (strumös) und bei eintretender Abszedierung erfolgt der Durchbruch durch zahlreiche fistulierende Öffnungen. Auch tuberkulöse Lymphome sind weniger derb und haben gleichfalls die Neigung zu Zerfall und eitriger Einschmelzung. Die Drüsen bei Leukämie und Prurigo fühlen sich weicher an. Schon schwieriger ist die Unterscheidung der Drüsenschwellung des Karzinoms, die aber im allgemeinen noch härter ist. Am ähnlichsten sind jedoch der luetischen Drüsenschwellung die im Verlauf einer Balanitis erosiva et gangraenosa auftretenden Adenitiden. Ganz im Gegensatz zur Akuität der erosiven und gangränösen Erscheinungen am Genitale ist die Drüsenschwellung schmerzhaft und derb. Dies kann namentlich in den Fällen, wo Verdacht auf eine Mischinfektion vorliegt, große diagnostische Verlegenheiten bereiten. Im übrigen kann die luetische Natur einer Drüsenschwellung im Primärstadium durch den Nachweis der Spirochaeten im Drüsenpunktat erhärtet werden.

Am Ende des Primärstadiums, in der 7. und 8. Woche nach der Infektion, also vor Ausbruch des Exanthems, werden in manchen Fällen Symptome subjektiver und objektiver Art beobachtet, die als Prodromalsymptome bezeichnet werden und als Ausdruck der Überschwemmung des Organismus mit Spirochaeten zu deuten sind. Zu den subjektiven Prodromen gehören allgemeines Unbehagen, Appetit- und Schlaflosigkeit, leichtes Frösteln, unbestimmte Schmerzen in den Muskeln und Gelenken, vor allem aber oft sogar sehr heftige Kopfschmerzen, die sich namentlich abends und nachts einstellen. Objektiv bestehen leichte Temperatursteigerungen und eine deutliche Anämie, derzufolge die Kranken blaß und angegriffen aussehen.

Die Differentialdiagnose des Primäraffektes wird je nach seinem Alter und seiner Form verschiedene Affektionen zu berücksichtigen haben. Jüngere Primäraffekte, die unter dem Bilde scharf begrenzter Erosionen verlaufen, wer den vor allem gegenüber einer Balanitis erosiva und einem Herpes progenitalis abzugrenzen sein. Die Sklerosen zeigen, wie erwähnt, einen nichtentzündlichen, braunroten Farbenton, manchmal auch schon die mehr oder weniger entwickelte Induration der Basis. Herpes und Balanitis sind entzündlicher Natur; der Nachweis am Rande der Erosion sitzender Reste der Blasendecke beim Herpes, die feine Bruchteile eines Millimeters betragende weiße Linie am Rande einer balanitischen Erosion, die durch das in Abstoßung begriffene Epithel zustande kommt, sind differentialdiagnostisch wertvolle Symptome gegenüber der Lues.

Gegenüber etwas älteren Primäraffekten ist vor allem das Ulcus molle in Erwägung zu ziehen. Das Ulcus molle hat entzündliche und elevierte Ränder, seine Basis ist deutlich vertieft, uneben, höckrig, wie wurmstichig, und sezerniert ein eitriges, wegwischbares Sekret. Beim Primäraffekt sind Ränder und Basis induriert, die Basis glatt, braunrot oder mit einem nicht wegwischbaren diphtheroiden Belag bedeckt; die Basis des Primäraffektes liegt im Niveau der Umgebung oder überragt diese mehr oder weniger, die des Ulcus molle ist vertieft. Bei geschwürig zerfallenden Sklerosen wird vor allem der Nachweis des derben Infiltrates, die braune, nicht entzündliche Farbe der Ränder die Diagnose stützen.

Sehr schwierig kann sich die Differentialdiagnose eines Ulcus mixtum gestalten, weil hier das Nebeneinander zweier verschiedener Prozesse das klinische Bild verwischen kann; zudem bildet das hier nicht seltene Versagen des Spirochaetennachweises eine weitere Erschwerung. Die Induration des Affektes kann in vielen Fällen die Luesdiagnose stützen; doch ist auch hier eine gewisse Einschränkung darin gelegen, daß sie in bestimmten Lokalisationen (Sulcus coronarius und Praeputialrand) auch beim Ulcus molle und anderen banalen Affektionen, allerdings in geringem Grade, vorkommen kann. Dem Symptom der regionären indolenten Drüsenschwellung, sowie dem Spirochaetennachweis im Drüsenpunktat, kann in diesen Fällen ganz besondere Bedeutung für die Luesdiagnose zukommen.

Das Ulcus gangraenosum ist ein Geschwürprozeß akut entzündlicher Natur; der tiefe Gewebszerfall, die mißfärbigen, übelriechenden Gewebsfetzen, welche die Basis bedecken, die außerordentliche Schmerzhaftigkeit, welche die des Ulcus molle noch bedeutend übertrifft, sind gegenüber der Lues hinreichende Kennzeichen.

Bei älteren Leuten kann auch ein Karzinom differentialdiagnostisch in Frage kommen. Beim flachen Hautkrebs bildet der hautfarbene, mitunter leicht rötliche, von Epithel bedeckte, leicht aufgeworfene Rand einen Unterschied gegenüber dem Braunrot des Primäraffektes; das exulzerierte Karzinom zeigt viel tieferen Gewebszerfall als die Sklerose und noch härtere Ränder.

Urethralsklerosen können durch eine geringe vorhandene Sekretion mit einer Gonorrhoe verwechselt werden, doch wird diese durch die an der Harnröhre palpable Induration und das Fehlen von Gonokokken im Harnröhrensekret leicht auszuschließen sein.

Schon schwieriger ist die Diagnose eines Primäraffektes an der Cervix uteri, woselbst durch Gonorrhoe und Fluores anderer Art nicht selten Erosionen sitzen; die scharfe Begrenzung und braunrote Verfärbung einer solchen wird uns veranlassen, an Lues zu denken und auf den Spirochaetennachweis um so größeren Wert zu legen, als in dieser Lokalisation nicht die inguinalen, sondern die tiefen iliakalen Lymphdrüsen anschwellen, welche der Palpation nicht zugänglich sind, so daß das sonst verläßliche Begleitsymptom der regionären Drüsenschwellung hier versagt.

Auch das Vorhandensein einer Phimose, sei es, daß es sich um eine angeborene oder erst mit der Entwicklung des Primäraffektes entstandene relative „entzündliche" Phimose handelt, kann die Luesdiagnose erschweren, wenn der Primäraffekt im Praeputialsack sitzt. Die fehlenden oder nur ganz geringgradigen Entzündungserscheinungen des Praeputiums werden jedenfalls an Lues denken lassen und in der Regel wird die palpatorisch nachweisbare Induration an der Glans, inneren Lamelle oder im Sulcus coronarius (hier häufig halbmondförmig) zusammen mit der regionären Drüsenschwellung die Diagnose stellen lassen. Gonorrhoe und Balanitis verursachen eine profuse Sekretion, deren Natur durch die mikroskopische Untersuchung rasch geklärt werden kann; bei Ulcus molle sind in der Regel kleine Impfgeschwüre vorhanden, die durch den vom Muttergeschwür abfließenden Eiter entstanden sind.

Das indurative Ödem ist durch seine derbe Konsistenz und Elastizität und die braune Farbe von den weichen wegdrückbaren anämischen oder entzündlich geröteten ödematösen Schwellungen, die akute Entzündungen begleiten, leicht zu unterscheiden.

Die oft schwierige Differentialdiagnose von extragenitalen Primäraffekten, auf deren Besonderheit im klinischen Bild schon oben hingewiesen wurde, kann bei der großen Zahl der in Betracht kommenden Affektionen nicht im einzelnen erörtert werden. Atypischer Verlauf bei Anginen, Panaritien usw., geringe Akuität entzündlicher Symptome, braunrote Verfärbung,

Indurationen müssen stets an Lues denken lassen und im übrigen sind mikroskopische und serodiagnostische Untersuchungsmethoden in weitem Maße heranzuziehen.

Das Sekundärstadium der Syphilis.

Wiewohl wir wissen, daß der Primäraffekt nicht als rein lokale Erkrankung aufgefaßt werden darf, weil die Spirochaeten sehr früh, oft schon vor der Entwicklung des Primäraffektes in den Körper vordringen, indem sie zuerst auf dem Lymphweg weiter wandernd in die Blutbahn einbrechen und hämatogen über den ganzen Körper verteilt werden, beginnt von klinischen Gesichtspunkten ausgehend gerechnet das Sekundärstadium mit dem (in den allermeisten Fällen) auftretenden Exanthem der äußeren Haut, in dem wir den sichtbaren Ausdruck der Generalisierung der Syphilis sehen. Wie schon erwähnt, beträgt die Dauer des Sekundärstadiums zwei bis drei Jahre und nur ausnahmsweise länger. Für ein späteres Auftreten sekundärer Erscheinungen sind in der Regel besondere Gründe, namentlich stärkere, kontinuierlich auf bestimmte Körperstellen einwirkende Reize verantwortlich zu machen.

Die Erscheinungen des Sekundärstadiums sind von ungeheurer Mannigfaltigkeit, die am besten durch das Wort Sigmunds veranschaulicht wird, daß die Syphilis, „der Affe unter den Krankheiten", gelegentlich jedes andere Krankheitsbild täuschend imitieren könne. In der älteren Nomenklatur wurde diesem Umstand dadurch Rechnung getragen, daß von einer Akne, Impetigo, Urtikaria, Psoriasis syphilitica, einem Lichen und Lupus syphiliticus usw. gesprochen wurde, wodurch an die Ähnlichkeit mit der betreffenden Dermatose erinnert werden sollte. Gerade für den Lernenden wurden dadurch wertvolle differentialdiagnostische Hinweise gegeben, die sich übrigens auch in der heute üblichen Namengebung wiederfinden, wenn wir die Syphilide, das sind die an der Haut oder Schleimhaut durch den Syphiliserreger entstandenen Krankheitserscheinungen, durch ein beigefügtes Suffix kennzeichnen und von einem lichenoiden, aknei- oder psoriasiformen Syphilid sprechen.

Hautformen.

Der Hauptsache nach unterscheiden wir makulöse, papulöse und pustulöse Syphilide, die im einzelnen Fall jedes für sich, aber auch, und das gar nicht selten, gleichzeitig in verschiedenen Kombinationen zur Entwicklung gelangen.

Durch das Hinzutreten sekundärer Morphen, wie Schuppen- und Krustenbildung, kann das klinische Bild ein wesentlich anderes Gepräge erhalten, was auch in der Bezeichnung des Syphilids nach der führenden, wenn auch sekundären Morphe als squamös, krustös, papulosquamös oder papulokrustös seinen Ausdruck findet. Trotz dieser Vielgestaltigkeit weisen die Erscheinungen des Sekundärstadiums aber auch gewisse gemeinsame Merkmale auf. Zunächst ist dies die fast fehlende oder nur im geringen Maße ausgebildete akut entzündliche Komponente, so daß wenigstens in Fällen auf dem Höhepunkt der Entwicklung die Farbe der Sekundärsyphilide, was übrigens auch für die Erscheinung des primären und tertiären Stadiums gilt, meistens eine ausgesprochen bräunliche oder oft düster braunrote ist. Gemeinsam ist ihnen vor allem das anatomische Substrat, ein lymphozytäres Infiltrat, das oft mehr oder weniger reichlich Plasmazellen enthält.

In quantitativer Hinsicht ist die Entwicklung des Infiltrats eine sehr verschiedene. In nur geringem Ausmaß, in Form spärlicher, oft nur perivaskulär angeordneter zarter Streifen finden wir es bei den makulösen Exanthemen, während dichtere Anhäufungen bereits zu deutlich palpablen, in ihrer Resistenz vermehrten umschriebenen Erhabenheiten, zu Papeln führen. Treten in den älteren, zentralen Partien einer Papel nekrotische Vorgänge auf, so entsteht klinisch eine Pustel, die dem peripheren, noch intakten Randinfiltrat aufsitzt. Mögen in anderen Fällen als Ausdruck des durch den Prozeß gestörten Chemismus des Epithels abnorme Verhornungsvorgänge im Sinne einer Parakeratose sich schuppende Papeln entwickeln, in anderen das Epithel auf die pathologischen Vorgänge im Bindegewebe seinerseits mit einer Wucherung der Retezellen antworten, zwischen welchen dann auch eine reichliche Einwanderung von Leukozyten feststellbar ist, wie dies bei den wuchernden, hypertrophischen Papeln der Fall ist: das Wesentliche des pathologischen Geschehens findet seinen Ausdruck in dem immer wieder nachweisbaren spezifischen Infiltrat. Danach bestehen also zwischen einem oft unscheinbaren makulösen und einem durch seine Dimension imponierenden papulösen Syphilid nur graduelle, quantitative Unterschiede. Es ist somit die einheitliche Auffassung der sekundären Syphilide vom anatomischen Standpunkt durchaus gerechtfertigt.

Durch das lymphozytäre Infiltrat ist bei fehlenden akutentzündlichen Veränderungen der eigentümliche bräunlichrote, oft düsterbraunrote Farbenton, der wohl in der Mehrzahl der Fälle, wenigstens auf dem Höhepunkt der Entwicklung die Syphilide auszeichnet, bedingt. Selbst in Fällen älterer makulöser Exantheme wird bei der Untersuchung unter Glasdruck nach Schwinden der hyperämischen Komponente oft eine leicht gelbbräunliche Verfärbung nachweisbar sein („Plasmom"), die der Eigenfarbe des Infiltrats entspricht. Das Infiltrat hat auch bei spontanem, durch keine Behandlung beeinflußtem Verlauf keine Neigung zum Zerfall, so daß keine ulzeröse Prozesse entstehen. Geschwürbildung ist etwas der sekundären Syphilis Fremdes. Eine Ausnahme bildet die Lues maligna, die am Schlusse des Kapitels eine gesonderte Darstellung erfahren wird. Das Infiltrat gelangt im weiteren Verlauf nach verschieden langem Bestand, sei es mit, sei es ohne Behandlung zur Resorption, die Erscheinungen schwinden, es erfolgt die Heilung mit einer Restitutio ad integrum. Das sekundäre Syphilid hinterläßt daher im Gegensatz zu den Spätformen der Lues keine Narben. Gar nicht selten ist der Sitz ehemaliger Krankheitserscheinungen durch eine De- oder Hyperpigmentierung gekennzeichnet, welche aber auch nach kürzerer oder längerer Zeit schwinden. Die Heilung der sekundären Syphilide mit einer Restitutio ad integrum ist ein weiteres wichtiges gemeinsames Merkmal der sekundären Formen und bildet zugleich einen wesentlichen Unterschied gegenüber den tertiären Erscheinungen.

Am Ende der achten Woche, also in unmittelbarem Anschluß an die Symptome des Proruptionsstadiums, treten nun die ersten exanthematischen Hauterscheinungen auf, womit klinisch das sogenannte sekundäre Stadium der Syphilis beginnt.

1. Makulöses Exanthem (Roseola syphilitica).

Diese am häufigsten zur Beobachtung gelangende sekundäre syphilitische Erscheinung tritt in Form von zahlreichen rundlichen, düster roten Flecken auf, die von ziemlich gleicher Größe sind. Sie treten zuerst an den seitlichen Thoraxpartien auf (8.—10. Woche post infectionem); in der 11. und 12. Woche werden auch die Extremitäten betroffen, wobei fast immer das Gesicht und die Dorsalflächen der Hände und Füße freibleiben. Dagegen finden wir Handteller und Fußsohlen recht oft mitaffiziert. Die gleichzeitig an den Schleimhäuten zu beobachtenden Eruptionen sollen in einem späteren Kapitel im Zusammenhange besprochen werden. Recht häufig finden wir bei einem makulösen Exanthem dort und da syphilitische Papeln; diese beinhalten ein derberes Infiltrat und sind daher leicht über das Hautniveau erhaben. Ihre Fläche ist rot bis braunrot, ihre Form rund bis oval. In solchen Fällen sprechen wir von einem makulo-papulösen Exanthem.

2. Papulöses Exanthem.

Dieses besteht in linsen- bis groschengroßen, flach erhabenen, derben Infiltrationen von roter bis bräunlich roter Farbe und runder bis ovaler Form; durch zuweilen in den zentralen Partien auftretendes Nässen kommen kleine Krusten zustande (papulo-krustöses Syphilid). Gelegentlich finden wir großpapulöse Formen über den ganzen Körper ausgesät; vor allem finden wir diese — ganz besonders dann, wenn der Charakter des Exanthems ein polymorpher ist — immer wieder an bestimmten Stellen lokalisiert, so an der Nackenhaargrenze, an der Stirnhaargrenze, im Gesicht, an der Volarseite des Handgelenkes und der Ellenbeuge, in den Nasolabialfalten und in der Kinnfurche. Hiebei ist eine gewisse symmetrische Anordnung der Effloreszenzen auffallend.. Sowohl das makulöse als auch das papulöse Syphilid rufen keine subjektiven Symptome hervor.

Als Lichen syphiliticus bezeichnen wir ein kleinpapulöses, syphilitisches Exanthem, dessen Effloreszenzen stecknadelkopf- bis linsengroß sind und stets eine charakteristische Anordnung in Gruppen oder Kreisen erkennen lassen. Ihre Farbe ist rotbraun. Dieses kleinpapulöse Syphilid tritt seltener als erstes Exanthem, häufiger hingegen als Rezidiverscheinung der sekundären Lues auf.

3. Pustulöses Exanthem.

Diese Form des Exanthems ist dadurch charakterisiert, daß die Effloreszenzen ein eitriges Sekret beinhalten, das zur Pustelbildung führt; die Pusteln trocknen meistens sehr rasch durch Platzen der Decke zu einer Kruste von gelber bis gelblich brauner Farbe ein, welche von einem hellroten bis lividroten Saum umgeben wird. Pustulöse Syphilide können wir als erste exanthematische Eruption beobachten, als Rezidiverscheinungen der sekundären Periode oder aber auch als Übergangsformen zu den tertiären Syphiliden (pustulös-ulzeröses Syphilid).

Differentialdiagnostisch kommen bei den makulösen Erstlingsexanthemen vor allem toxische Erytheme in Betracht. Diese zeigen einen hellroteren Farbton, sind sehr flüchtig, jucken; Lymphdrüsenschwellungen fehlen.

Bei Pityriasis rosea sind die Effloreszenzen gleichfalls hellrot bis gelblich, ovalär, in der Spaltrichtung der Haut angeordnet, mit einem peripheren Kranz von weißen Schüppchen (Kollerette).

Die durch Infektionskrankheiten, wie Morbillen und Rubeolen, hervorgerufenen akuten Exantheme sind durch die hellrote Farbe der Effloreszenzen, durch Allgemeinerscheinungen — Mattigkeit, Fieber — und Mitaffektion der Schleimhäute zu unterscheiden.

Bei den papulösen syphilitischen Erstlingsexanthemen kommen differentialdiagnostisch in Erwägung: Lichen ruber planus, Lichen scrofulosorum, Psoriasis vulgaris, Ekzema papulatum.

Der Lichen ruber planus weist stecknadel- bis linsengroße, polygonale, im Zentrum gedellte, wachsartig glänzende, intensiv juckende Knötchen auf. Dabei ist sehr häufig auch die Mundschleimhaut — Wange in der Zahnschlußlinie, Lippen — affiziert, woselbst wir feine, fadenförmige Verdickungen des Epithels von weißlicher Farbe vorfinden.

Der Lichen scrophulosorum zeigt Gruppierung von kleinsten Knötchen, die aber gegenüber den Knötchen beim Lichen syphiliticus mehr braungelblichen Farbton und gleiche Größe zeigen. In der Regel finden wir auch gleichzeitig andere skrophulöse Symptome. Diese Affektion zeigen fast ausschließlich Kinder und jugendliche Personen.

Die Psoriasis vulgaris hat mehr gelbrote Knötchen, die schon sehr bald weiße, der Unterlage festhaftende parakeratotische Schüppchen zeigen, nach deren Beseitigung durch Verletzung der Kapillaren im Papillarkörper nach wenigen Sekunden punktförmige Blutungen auftreten.

Das Ekzema papulatum tritt unter starkem Juckreiz in Erscheinung; die hellroten Knötchen sind daher sehr bald mit Krusten oder Krustenschüppchen bedeckt; an einzelnen Stellen finden sich vielleicht auch Bläschen und Erosionen.

Bei allen diesen Erkrankungen fehlt ja auch die für alle Erscheinungen der ersten luetischen Exantheme so charakteristische universelle Lymphdrüsenschwellung.

Bei den pustulösen und ulzerösen Syphiliden ist die Differentialdiagnose oft recht schwer. Besonders deshalb, weil hier die indolenten Drüsenschwellungen oft recht undeutlich entwickelt sind.

Von der Akne vulgaris wird man durch die Lokalisation

(Gesicht, Stirne, Rücken), durch den follikulären Sitz der Pusteln, durch die hellrote Farbe und das gleichzeitige Vorhandensein von Komedonen differenzieren können.

Die Impetigo vulgaris zeigt ganz oberflächlich gelegene Bläschen, die sich sehr rasch in Pusteln verwandeln, nur einen zarten, hellroten Saum aufweisen und meistens sehr rasch abklingen.

Varizellen und Variola vera sind durch die gleichzeitig bestehenden Allgemeinerscheinungen wohl meistens ohne besondere Schwierigkeit abzutrennen. Bei den Varizellen finden wir deshalb, weil die einzelnen Effloreszenzen zu verschiedenen Zeiten auftreten, kleinste hellrote Knötchen, daneben Bläschen, Pusteln und Krusten. Bei der Variola vera finden wir nur ein Morphe, d. h. nur Knötchen, nur Pusteln. Das Pustelstadium setzt mit schweren Allgemeinerscheinungen ein.

Nach Abklingen des ersten Exanthems kann es im Verlaufe der nächsten zwei bis drei Jahre zum Wiederauftreten exanthematischer Veränderungen — „Rezidivexantheme" — kommen. Wir können gar nicht so selten beobachten, daß nach dem Erstlingsexanthem keine sekundären luetischen Exantheme auftreten. Alle Erscheinungen dieser Art sind dadurch charakterisiert, daß sie pathogenetisch nicht durch hämatogene Aussaat von Spirochaeten, sondern durch Verbleiben dieser in loco, d. h. an der Peripherie jener Stellen, an denen das erste Exanthem lokalisiert war, entstehen. Dadurch ist die Klinik dieser Erscheinungen charakterisiert und verständlich. Sie sind viel spärlicher als Erstlingsexantheme, von verschiedener Form und Größe und zeigen oft recht typische Ringformen.

Durch die braunrote Farbe und die gleichzeitig vorhandenen universellen Lymphdrüsenschwellungen ist die Diagnose wohl in den meisten Fällen klinisch möglich.

Die Erscheinungsformen sind makulöser, papulöser und pustulöser Natur, wie wir dies bei den Erstlingsexanthemen gehört haben. Befallen ist zumeist der Stamm, die oberen und unteren Extremitäten sowie die Mundschleimhaut.

Recht häufig ist der weitere Verlauf der sekundären Syphilis nach Abklingen des ersten Exanthems ein derartiger, daß Rezidivexantheme ausbleiben, aber lokalisierte papulöse Veränderungen sich vorfinden, deren klinisches Aussehen recht vielgestaltig ist und in hohem Maße von ihrer Lokalisation bestimmt wird. Sie sind mit Vorliebe an Stellen etabliert, die äußeren Schädigungen oder Reizen ausgesetzt sind.

Am allerhäufigsten ist gerade die Mundschleimhaut befallen

— die luetischen Erscheinungen an den Schleimhäuten sollen im nächsten Kapitel zusammenhängend besprochen werden. — Neben der Mundschleimhaut finden sich solche papulöse, lokalisierte Erscheinungen am Kopfe, im Gesicht, an Palma und Planta, perigenital, zirkumanal, zwischen den Zehen und bei Frauen unter Hängebrüsten.

Die in der behaarten Kopfhaut lokalisierten Papeln zeigen krustösen Charakter, die im Gesicht seborrhoischen, an Planta und Palma ist jene Form entwickelt, die wir als Psoriasis plantaris seu palmaris bezeichnen. Zirkumanal, perigenital und unter Mammae pendentes finden wir wieder hypertrophische Papeln (Condylomata lata), erodierte oder diphtherische Papeln.

Die krustösen Papeln am Kopfe sind von ovaler bis runder Form, erbsen- bis groschengroß, ihre Peripherie erscheint braunrot infiltriert, das Zentrum ist mit einer dicken Kruste bedeckt. Manchmal sind sie an der Stirnhaargrenze dicht nebeneinander gelagert und bilden das als Corona veneris bezeichnete Zustandsbild.

Die seborrhoischen Papeln sind gleichfalls oval bis rund, zeigen einen mehr gelblichbraunen Farbton und einen eigenartigen Glanz. Sie sind mit Vorliebe an den Wangen, besonders in den Nasolabialfalten lokalisiert. Aber auch die Nase, Stirn und Kinn sind recht oft befallen.

Als Psoriasis palmaris (plantaris) bezeichnen wir jene am Handteller (Fußsohlen) lokalisierten Papeln, die als braunrote Flecke erscheinen; die dicke Epidermis an diesen Stellen verhindert meistens eine papulöse Erhebung; in vollentwickelten oder hochgradigen Formen kommt es aber auch hier zu einer leichten Vorwölbung und zur lamellösen Schuppung, die oft besonders an der Peripherie stärker entwickelt ist, so daß eigenartige Ringformen zustande kommen. Gelegentlich finden wir an diesen Stellen dicke Schwielen, die von einem braunroten Ring umgeben sind (Clavi syphilitici), die durch Konfluenz jenes Bild hervorrufen, das wir als Tylositas palmaris et plantaris bezeichnen.

Die als hypertrophische Papeln oder Condylomata lata bezeichneten Formen finden wir vor allem dort, wo gegenüberliegende Hautstellen sich in mehr weniger stetem Kontakt oder in fortwährender Reibung befinden; diese Stellen werden außerdem häufig durch Se- und Exkrete verunreinigt, so daß sicherlich in erster Linie diese Momente die verantwortlichen Faktoren für die das klinische Bild beherrschende Wucherung des Epithels darstellen. Dadurch entstehen jene warzigen, breit aufsitzenden, braunroten Papeln, die an der Oberfläche zunächst erodiert und nässend sind und sich recht häufig durch Aneinanderreihung zahlreicher solcher Effloreszenzen zu polyzyklisch begrenzten Plaques vergrößern (luxurierende Papeln). Nicht selten finden wir besonders an der Innenfläche der großen Labien, an den kleinen Labien, an der Glans, im Sulcus coronarius und der inneren Lamelle des Praeputiums jene runden bis ovalen, erbsen- bis bohnengroßen, wenig elevierten, braunroten, an der Oberfläche leicht nässenden Erscheinungen, die wir als erodierte Papeln bezeichnen. Ist deren Oberfläche mit einem der Unterlage fest anhaftenden, weißlichen Belag bedeckt, so sprechen wir von diphtheritischen Papeln.

Onychia und Paronychia syphilitica zeigen eine blaurote Verdickung des Nagelfalzes; die durch diese Infiltration bedingte Ernährungsstörung bewirkt, daß die Oberfläche des Nagels brüchig, manchmal höckerig wird. Die Rückbildung oder Resorption des Infiltrates ohne Zerfall mit Organisation bezeichnen wir als trockene Form (sicca). Durch Zerfall des Infiltrates entstehen ulzeröse Papeln oder im späteren Stadium Gummen, wodurch verdickte Finger zustandekommen, die brüchige, deformierte Nägel tragen und von braunroten Rändern umsäumt sind; in den Rändern finden sich nicht selten fistulierende Ulzerationen.

Die Differentialdiagnose muß banale Panaritien, die ja mit akut entzündlichen hellroten Schwellungen und starker Schmerzhaftigkeit einhergehen, ausschließen. Tuberkulöse Affektionen bilden ein matscheres Infiltrat mit unterminierten Geschwürsrändern; im allgemeinen sind diese recht selten (Paronychia und Onychia ulcerosa).

Als Leukoderma syphiliticum bezeichnen wir jene erbsen- bis münzengroßen, weißen Flecke, die mit Vorliebe am Nacken und Hals, seltener am ganzen Körper auftreten und nach einem makulösen Exanthem viele Monate, ja Jahre bestehen bleiben können.

Die Differentialdiagnose muß ähnliche Depigmentierungen nach Psoriasis vulgaris berücksichtigen, die aber eine andere Lokalisation und verschiedene Größe zeigen. Pityriasis versicolor ist charakterisiert durch die feinen Schuppen, die man von der Oberfläche der zumeist braunen Flecke abkratzen kann. Vitiligo schließlich ist zu differenzieren durch ihre Lokalisation — finden wir sie doch äußerst selten an Hals und Nacken —, durch die oft symmetrische Anordnung und ihre unregelmäßige Form und Größe.

Von der syphilitischen Alopecie kennen wir zwei Formen: die diffuse und die areoläre. Die diffuse Form besteht in einem Schütterwerden der Haare am ganzen Kopfe, vor allem in der Schläfengegend. Die areoläre Form zeigt ovaläre bis runde Stellen, in deren Bereiche die Haare entweder sehr schütter stehen oder aber gänzlich fehlen. Wir finden sie hauptsächlich am Hinterhaupt, zumeist kombiniert mit einem Leukoderma syphiliticum nach Ablauf eines Erstlingsexanthems.

Alopecia und Leukoderma sind daher ein wichtiges syphilitisches Frühsymptom. (Fälle mit diesen Erscheinungen sind mindestens 5 Monate post infectionem.)

Die Differentialdiagnose diffuser Alopecien muß andere Infektionskrankheiten, wie Scarlatina, Morbilli, Typhus usw. ausschließen, bei denen wir gleichfalls durch toxische Einflüsse ähnliche Formen von diffusem Haarausfall finden können. Die areoläre Form muß in erster Linie von einer Alopecia areata differenziert werden, welch letztere aber regelmäßige, verschieden große Schübe haarloser Stellen hervorruft, die ein peripheres Fortschreiten erkennen lassen, so daß schließlich oft Herde von bedeutender Ausdehnung resultieren.

Der Herpes tonsurans capillitii sowie die Mikrosporie endlich zeigen Scheiben, in deren Bereiche die Haare abgebrochen und mit zahlreichen feinen Schüppchen, wie mit Mehl bestäubt, bedeckt sind. An der Peripherie sehen wir eine zarte Rötung. Alopecien nach Favus und Lupus erythematodes lassen Narbenbildungen erkennen.

Tertiäre Syphilis.

Im tertiären Stadium der Syphilis finden wir vereinzelte Infiltrate, die dadurch charakterisiert sind, daß sie zum Zerfall neigen. Die so gebildeten Knötchen und Knoten (Gummen) erweichen demnach sehr bald, perforieren und es entsteht so ein Geschwür, das von braunroten bis lividroten Rändern umsäumt wird. Ein Gumma kann nicht nur in allen Schichten der Haut und der Schleimhäute, sondern auch an allen anderen Organen des Organismus lokalisiert sein.

Immunbiologisch ist der Tertiarismus dadurch gekennzeichnet, daß der Organismus gegenüber Spirochaeten plötzlich überempfindlich geworden ist. Diese Umstellung in der Reaktion des Organismus findet pathologisch-anatomisch darin ihren Ausdruck, daß das Infiltrat einen spezifischen tuberkuloiden Bau aufweist.

Die Wassermannsche Reaktion zeigt in zirka 30% einen negativen Ausfall, die Luetinreaktion ist beinahe ausnahmslos positiv. Wenn wir wissen, daß gummöse Veränderungen am häufigsten 5—6 Jahre nach der Infektion zu beobachten sind und von dieser Zeit an seltener werden, müssen wir den Beginn der tertiären Periode der Syphilis praktisch mit dem fünften Jahre post infectionem festlegen.

Je nach der Lokalisation des spezifischen Granulationsgewebes in der Haut unterscheiden wir:

1. oberflächliche, kutane,
2. tiefliegende, subkutane Gummen.

Die oberflächlichen Gummen, auch Tubercula cutanea genannt, sind gekennzeichnet durch das Auftreten von zirka erbsengroßen, rundlichen bis ovalären, ziemlich derben Knötchen von braunroter Farbe. Infolge der Neigung des Infiltrates zum Zerfall findet man sehr bald an der Oberfläche dieser Knötchen eingetrocknetes, nekrotisches Gewebe in Form von gelbbraunen Krusten; bei diesen ganz oberflächlichen Formen der tertiären Lues ist die Nekrose im Zentrum des Infiltrates oft so gering, daß sich diese Knötchen ohne sichtbaren Zerfall in deprimierte, zart atrophische Stellen umwandeln, die von hyperpigmentierten Rändern umgeben sind. Durch Konfluenz und Aneinanderlagerung mehrerer solcher knötchenförmiger Infiltrate, die zumeist rasch zerfallen, kommen polyzyklisch begrenzte, seichte Formen zustande, die im Zentrum narbig abheilen und peripher fortschreiten (tuberoserpiginöses Syphilid). Dadurch entstehen klinisch Bilder, die sehr an einen Lupus vulgaris erinnern. Sie unterscheiden sich aber von diesem dadurch, daß die Knötchen viel derber sind, der Prozeß viel rascher fortschreitet und im narbigen Zentrum meistens keine frischen Infiltrationen auftreten, was beim Lupus vulgaris geradezu die Regel ist.

Differentialdiagnostisch sind neben dem Lupus vulgaris der Lupus erythematodes und die Akne rosacea zu erwähnen. Beim Lupus erythematosus finden wir flächenhafte Infiltrationen von mehr hellroter Farbe, weißlichen Schuppenauflagerungen mit zentralen atrophischen Veränderungen, weit geöffneten Follikelmündungen und Gefäßektasien.

Die Akne rosacea weist unscharf begrenzte Schwellungen und Rötungen auf; in diesem Bereiche neben hell- bis lividroten Papeln sind auch meistens Pusteln und zahlreiche Teleangiektasien zu finden.

Das tiefe, subkutane Gumma zeigt Knoten von braunroter bis lividroter Farbe; sehr bald fluktuiert das Zentrum, perforiert und es kommt ein Geschwür zustande, das ziemlich scharfe, steile, unterminierte Ränder aufweist. Schließlich kommt es zur Granulationsgewebsbildung, zur narbigen Ausheilung. Die so entstandenen Narben sind derb, meistens kreisrund und peripher stark pigmentiert. Durch Konfluenz solcher gummöser Infiltrate entstehen oft ganz eigenartig geformte Geschwüre und Narben (Nierenformen).

Erwähnt seien noch in diesem Zusammenhange die hierher gehörigen Affektionen des Hodens. Dieser zeigt gelegentlich eine starke, gleichmäßige Vergrößerung (Proliferation des interstitiellen Bindegewebes). Dadurch wird das Hodenparenchym selbst sehr bald druckatrophisch und schließlich resultiert ein zirka bohnengroßer Hoden, der anatomisch nur schwieliges Gewebe zeigt (Orchitis interstitialis diffusa).

Bei dem Gumma des Hodens, das die zweite Erkrankungsform repräsentiert, finden wir knotenförmige Infiltrationen, die immer größer werden, wodurch gleichfalls die Hoden(Samen-)kanälchen komprimiert werden. Durch Erweichung und Fortschreiten des Prozesses auf die Haut kann es schließlich zur Perforation kommen (subkutanes Gumma); daß narbige Abheilung und Schrumpfung das Endstadium darstellt, ist ganz selbstverständlich. Gelegentlich können wir hierbei einen Erguß zwischen die Scheidenblätter konstatieren. In diesem Falle sprechen wir von einer syphilitischen Hydrokele.

Differentialdiagnostisch seien gonorrhoische und tuberkulöse Affektionen erwähnt. Beide beginnen aber im Nebenhoden, sind, besonders die gonorrhoischen, äußerst schmerzhaft; die tuberkulösen Affektionen schreiten meistens in Form knötchenförmiger Infiltrationen auf dem Samenstrang weiter, so daß jene typische rosenkranzähnliche Beschaffenheit zustande kommt.

Sehr schwierig ist oft die Unterscheidung von malignen Tumoren (Sarkom-Karzinom). In solchen Fällen ist die Differenzierung durch die biologischen Reaktionen (WR oder Luetin) anzustreben.

Syphilitische Schleimhauterscheinungen.

Bisnun wurden diese Affektionen in den verschiedenen Stadien der Syphilis nicht erwähnt, weil ihre gesonderte Zusammenfassung in einem eigenen Kapitel nicht nur notwendig erscheint, sondern gewiß sehr viel zum leichteren Verständnis und ihrem richtigen Einschätzen und Erkennen beiträgt.

Extragenitale Primäraffekte finden wir in zirka 8—9$^0/_0$

der Gesamtzahl aller Primäraffekte. Sie sind recht häufig am Kopfe, und zwar an Lippen, Zunge, Gaumen, Zahnfleisch und Tonsillen lokalisiert. Wenn die Prognose solcher extragenitaler Primäraffekte vielfach ungünstig gestellt wird, so ist dies sicherlich nicht richtig und vor allem auf den Umstand zurückzuführen, daß eben die Diagnose nicht rechtzeitig, d. h. früh genug gestellt wird und so der Beginn der spezifischen Behandlung hinausgeschoben wird. Auch hier sind die gleichen klinischen Formen wie am Genitale entwickelt, also erosive, diphtheritische und ulzeröse mit regionärer Lymphdrüsenschwellung (submaxillar oder submental). Sekundäre Mischinfektionen verursachen gelegentlich Vereiterung der Drüsen und Durchbruch durch die Haut. Es besteht oft die größte Schwierigkeit, syphilitische Primäraffekte dieser Lokalisation von luetischen Papeln zu differenzieren. Auch gummöse Veränderungen sind gelegentlich klinisch recht ähnlich. Durch das Verhalten der Drüsen, das Vorhandensein anderer Erscheinungen und den Spirochaetenbefund wird wohl in den meisten Fällen eine Differenzierung ermöglicht.

Lippenfurunkeln treten viel rascher auf, schmerzen im Beginn und erweichen im Zentrum. Anginen und Tonsillarabszesse gehen mit hohem Fieber, starken Schmerzen und Schlingbeschwerden einher und sind meistens beiderseitig. Gelegentlich kann ein Primäraffekt unter dem Bilde einer einseitigen Angina verlaufen.

Luetische Exantheme haben mit Vorliebe ihren Sitz an den sichtbaren Schleimhäuten; sowohl beim Ausbruch des ersten Exanthems als auch im späteren Verlaufe der Lues ist gerade die Mundschleimhaut recht häufig befallen. Wir sehen nach Abklingen des ersten Exanthems gar nicht so selten nur die Schleimhaut des Mundes affiziert.

Dem Erstlingsexanthem der Haut (Roseola) entspricht ein Erythem der Mundschleimhaut von ovaler bis runder Form, das recht flüchtigen Charakter zeigt und die Eruptionen des Exanthems einleitet. Im weiteren Verlaufe der sekundären Syphilis finden wir recht häufig jene flachen, kaum über das Niveau der Schleimhaut erhabenen, ovulären bis runden Herde von etwas dunklerer Farbe als die normale Umgebung, oder aber einen zarten grauen Schimmer aufweisend, die wir als erodierte Papeln bezeichnen.

Von diphtheritischen Papeln sprechen wir dann, wenn die Oberfläche dieser seicht erhabenen, scharf konturierten Effloreszenzen einen glatten, weißlichen, der Unterlage festhaftenden Belag aufweist. Wir finden sie vor allem an Stellen, wo noch ein äußerer Reiz einwirkt, z. B. bei Rauchern dort, wo die Zigarette oder Pfeife gehalten wird, gegenüber kantigen Zähnen u. dgl. Sowohl erodierte als auch diphtheritische Papeln sind recht häufig als Rezidivformen der sekundären Syphilis zu beobachten. Durch Konfluenz solcher Herde entstehen oft eine diffuse Rötung und Schwellung des Isthmus faucium, welch letztere auf die Gaumenbögen, die Tonsillen übergreift und nach vorne gegen den weichen Gaumen ziemlich scharf abschneidet. Die Tonsillen selbst sind nicht immer beteiligt (Angina syphilitica).

Ähnliche makulöse Exantheme finden wir gelegentlich an der Glans penis, sowie in der Vagina, woselbst eine diffuse Schwellung und Rötung entwickelt sein kann (Balanitis, Vaginitis syphilitica). Auch an der Urethra können ähnliche Veränderungen auftreten.

Als Leukoplakia oder Psoriasis mucosa specifica bezeichnen wir jene zu Verhornungen des Epithels führenden Verdickungen, die weißliche bis graue, durchfurchte Schleimhautpartien hervorrufen. Eine Lieblingslokalisation für solche Veränderungen ist die Zunge, die zu interstitiellen Entzündungen bereits im sekundären Stadium neigt. Es kommen dadurch gelegentlich tiefe Furchen zustande, die vor allem die Zungenspitze und Zungenränder in unregelmäßige Felder unterteilen. In schweren Fällen finden wir gleichzeitig an anderen Stellen kleine oberflächliche Ulzerationen, so daß verdickte, trockene und rissige Partien mit wunden Stellen abwechseln, so daß man bei länger dauerndem Bestande eine diffuse Glossitis findet, die zu bleibenden Veränderungen der Zunge führen kann (Sklerose der Zunge).

Lokalisiert sind die Schleimhautpapeln vor allem am Arcus palatoglossus und palatopharyngeus, an den Tonsillen, an Ober- und Unterlippe, an den Zungenrändern, am Frenulum, Mundwinkel und an der Wange in der Zahnschlußlinie. Auch Larynx und Pharynx sowie die beiden Stimmbänder sind nicht selten befallen, so daß die Stimme heiser wird.

Als Plaques lisses bezeichnen wir jene glatten Papeln der Zunge, wodurch die Papillen oft vollständig zum Verschwinden kommen.

Differentialdiagnostisch sind vor allem Erythema multiforme, Stomatitis aphthosa, Herpes simplex, Pemphigus und Traumen auszuschließen. Sowohl beim Erythema multiforme als auch bei aphthösen Stomatitiden bestehen entzündliche Erscheinungen und größere Schmerzhaftigkeit, beim Erythema multiforme meistens auch Erscheinungen an der Streckseite der Extremitäten und Finger. Beim Herpes simplex sowie beim Pemphigus finden wir runde, leicht blutende, oberflächliche Erosionen, die neben anderen Symptomen abgelöste Epithelfetzen in der Umgebung zeigen, daneben gleichfalls stärkere Entzündungserscheinungen. Außerdem sind gelegentlich tuberkulöse Ulzerationen zu differenzieren, die unregelmäßig konturierte, äußerst schmerzhafte Substanzverluste mit unterminierten Rändern darstellen.

Durch Karzinome hervorgerufene Geschwüre sind charakterisiert durch wallartig erhabene, ziemlich derbe Ränder; die Lingua geographica kann von der Psoriasis mucosae specifica dadurch unterschieden werden, daß in den roten Stellen meistens noch Papillen hervortreten; diese roten Herde sind am Rande der Zunge lokalisiert und von weißen bis grauen Rändern umsäumt.

Auch die Stomatitis mercurialis kann gelegentlich zu differentialdiagnostischen Schwierigkeiten Veranlassung geben. Hier finden wir diffuse Schwellungen und Rötungen der Schleimhaut, Speichelfluß, serös-eitrige belegte Geschwürchen am Rande des Zahnfleisches, penetranten foetor ex ore.

Tertiärsyphilitische Erscheinungen in der Mundhöhle finden wir viel seltener. Vor allem sind sie im Rachen, am harten und weichen Gaumen, den Tonsillen und gelegentlich an Lippen und Zunge lokalisiert. Sie nehmen sehr häufig ihren Ausgang vom Knochen oder vom Periost (Kiefer, Gaumen, Nase). Durch Zugrundegehen des Periosts kommt es im Gefolge natürlich zur Nekrose des Knochens.

Man findet bei all diesen gummösen Veränderungen entweder knötchenförmige Infiltrate, die sich involvieren, ohne daß es zu Ulzerationen kommt, oder aber — was in der weitaus überwiegenden Zahl solcher Infiltrate der Fall ist — sehr bald im Zentrum erweichen, aufbrechen und mit einer Narbe abheilen.

Die Ausdehnung tertiärer Prozesse im Munde ist meistens keine besonders große; nur an der Zunge, den Lippen und im Rachen können wir gelegentlich tumorartige Infiltrationen vorfinden, die sehr bald Fluktuationen zeigen und nach Perforation unregelmäßig konturierte, mit Eiter oder jauchig riechendem Schleim bedeckte, nicht schmerzhafte Geschwüre bilden; sie schreiten gelegentlich rasch vorwärts, so daß in kurzer Zeit ausgedehnte Partien der Mundschleimhaut geschwürig zerfallen, Perforationen und Zerstörungen ausgedehnter Gaumenpartien, der

Uvula oder des Nasenrachenraumes u. dgl. entstehen. Nur an Zunge und Lippen zeigen gummöse Prozesse weniger stürmischen Charakter, so daß man hier die einzelnen Phasen — Infiltration, zentrale Erweichung, Perforation, narbige Abheilung — viel besser beobachten und hintereinander ablaufen sehen kann.

Tertiärluetische Veränderungen zeigen niemals Drüsenschwellungen.

An der äußeren Nase sind gummöse Prozesse meistens an den Flügeln und am mobilen Septum lokalisiert. Im Innern der Nase bewirken gummöse Infiltrate Zerstörungen des knöchernen Anteiles der Nase. Sehr häufig wird das Septum befallen und zerstört, wodurch, wenn das Sieb- und Nasenbein gleichfalls einschmelzen, jene typischen Sattelnasen zustande kommen. Diese Geschwüre der Nase zeigen oft durch längere Zeit eitrigen Ausfluß und durch Eintrocknung des Sekretes Krusten; durch Zersetzung dieser eitrigen Sekretmassen entwickelt sich ein höchst unangenehmer übler Geruch, wodurch die Patienten infolge Appetitlosigkeit oft abmagern (Ozaena luetica).

Die tertiär luetischen Veränderungen der Zunge zeigen zwei Formen:

1. Glossitis diffusa indurativa und
2. Glossitis gummosa circumscripta.

Bei der diffusen Glossitis finden wir entweder die ganze Zunge oder auch nur Teile davon geschwollen und vergrößert; allmählich wird die Zunge durch Schrumpfung klein und gelegentlich hart. War die Oberfläche der Zunge im Beginn glatt, so zeigt sie nun unregelmäßige Furchen.

Bei der umschriebenen Glossitis kommt an einer zirkumskripten Stelle der Zunge ein knötchenförmiges Infiltrat zustande, das allmählich an der Oberfläche der Zunge eine Vorwölbung hervorruft, erweicht und perforiert, so daß ein Geschwür mit scharf begrenzten Rändern und belegtem Grunde zustande kommt, das von einem ziemlich harten Infiltrat umsäumt wird. Schließlich entsteht eine tiefe, die Zungenoberfläche durchsetzende Narbe.

Differentialdiagnostisch sind diese Affektionen von einem karzinomatösen und tuberkulösen Geschwür abzugrenzen. Karzinomatöse Geschwüre, die sich gar nicht selten auf Basis einer syphilitischen Affektion entwickeln, sind gelegentlich recht schwer zu differenzieren. Sie haben äußerst derbe, erhabene Ränder und zeigen regionäre, schmerzlose Drüsenschwellungen. Tuberkulöse Geschwürchen sind äußerst schmerzhaft, oberflächlicher, meistens multipel, mit zackigen, matschen Rändern.

Maligne Syphilis.

Im allgemeinen verstehen wir darunter das Auftreten von klinischen Erscheinungsformen, die sich von dem gewöhnlich beobachteten Bilde der Lues des betreffenden Stadiums wesentlich unterscheiden. Im strengen Sinne sprechen wir dann von maligner Lues, wenn ulzerative Prozesse bereits als erste exanthematische Veränderungen vorzufinden sind.

Die Ursache hierfür ist darin zu suchen, daß die Reaktionskraft des betreffenden Organismus geschwächt ist; disponierende Faktoren sind vor allem allgemeiner schlechter Ernährungszustand, Kachexie, Alkoholismus u. dgl. m. So finden wir beispielsweise im Sekundärstadium vor allem an der äußeren Haut und auch an den Schleimhäuten bösartige, sich rasch in die Tiefe und in die Fläche weiter verbreitende Zerstörungen, wie man sie gewöhnlich nur im tertiären Stadium der Syphilis vorfindet; die so entstandenen Geschwüre bluten leicht; durch Eintrocknung des nekrotischen Gewebes, Blut, Serum u. dgl. kommen dicke Krusten zustande, durch Weitergreifen des Zerfalles und Eintrocknung entstehen schalenartig geschichtete Krusten (Rupia syphilitica.)

Hierbei ist der Kopf manchmal von zahlreichen, braunen bis schwarzen Krusten bedeckt, an welchen Stellen nach Abheilung Narben zustande kommen. Bei der malignen Syphilis können wir wie bei der tertiären Lues gelegentlich auch Knochendefekte vorfinden. Zerstörungen, die einerseits vom Periost, anderseits vom Knochen selbst ihren Ausgang nehmen. Solche Prozesse sind im einzelnen oft kaum von gummösen Erscheinungen zu differenzieren, es sei denn, daß der torpide Verlauf darauf hinweist.

Im Gegensatz zur tertiären Syphilis treten diese Erscheinungen meistens multipel auf.

Immunbiologisch ist hervorzuheben, daß ein großer Prozentsatz dieser Fälle negative Wassermannsche, dafür aber positive Luetinreaktion zeigt. Außerdem sei auch das oft äußerst refraktäre Verhalten gegenüber unserer gewöhnlichen antiluetischen Kur erwähnt, so daß ein Ansprechen unserer Therapie erst nach vorhergehender Roborierung des gesamten Organismus erreicht wird.

Der Nachweis der Spirochaeta pallida und seine Bedeutung in der Syphilisdiagnostik.

Die Spirochaeta pallida kann durch Färbung oder im Dunkelfeld dargestellt werden. Unter den zahlreichen Färbemethoden seien die nach Giemsa, die Silberimprägnationsmethode nach Fontana, sowie die Färbung mit Spirsil genannt. Sie alle sind brauchbare, aber subtile Methoden und erfordern größere Übung. Technisch einfacher ist das Tuscheverfahren von Burri, das darin besteht, daß ein Tropfen „Reizserum" mit einem Tropfen chinesischer Tusche mittels eines gekanteten Objektträgers in dünner Schicht ausgestrichen wird. Das übrigens sehr rasch trocken gewordene Präparat kann sofort mit einem Immersionsmikroskop untersucht werden und zeigt auf dunklem Grund der Tusche alle korpuskulären Elemente, so auch die Spirochaeten als ausgesparte, weiße Gebilde von typischem Aussehen. Doch auch hier bestehen Schwierigkeiten, insofern als zu dünne Verteilung der Tusche das Auffinden der Spirochaeten mangels entsprechenden Kontrastes erschwert und eine zu dicke Schicht die ungemein zarten Gebilde überdeckt.

Die beste und einfachste Methode des Spirochaetennachweises ist die Untersuchung im Dunkelfeld (Landsteiner und Mucha). Sie erfolgt im Nativpräparat und bietet daher die Möglichkeit, die Spirochaeta pallida lebend, d. h. beweglich zu sehen, so daß nicht nur die morphologischen Eigenschaften, sondern auch die charakteristische Art ihrer Fortbewegung zur Diagnose herangezogen werden können. Zudem gelingt der Spirochaetennachweis mit dieser Methode in der Regel leicht, und zwar oft auch in jenen Fällen, in denen die anderen Verfahren versagten. Allerdings wird der praktische Arzt kaum diese Untersuchungen selbst ausführen, sondern an einer Untersuchungsstelle durchführen lassen, an die entweder der Patient oder das entnommene Untersuchungsmaterial geschickt wird.

Wichtig ist die Frage, welche Manifestationen der Lues für den Spirochaetennachweis in Betracht kommen, dann auf welche Weise das nötige Untersuchungsmaterial gewonnen wird. Wie wir schon gehört haben, ist die Spirochaeta pallida, allerdings in sehr verschiedener Reichlichkeit, in allen Krankheitsprodukten der Syphilis enthalten und ist teils am lebenden Menschen, teils autoptisch, zuletzt auch im Zentralnervensystem der Metaluetiker in mühevollen Untersuchungen nachgewiesen worden. Am Lebenden können naturgemäß nur Erscheinungen an Haut- und Schleimhäuten zur Untersuchung herangezogen werden und unter diesen nur erodierte, nässende Effloreszenzen der Primär- und Sekundärperiode, also Sklerose oder Papeln, aus denen sich die für die Untersuchung im Dunkelfeld nötige Gewebsflüssigkeit, das sogenannte Reizserum, leicht gewinnen läßt. Von Epithel bedeckte Erscheinungen, makulöse Exantheme, trockene Papeln, eignen sich für die Untersuchung nicht; ebensowenig Gummen, selbst wenn sie geschwürig zerfallen sind, da in ihnen, wie schon erwähnt, die Spirochaeten nur in den noch nicht zerfallenen Randpartien, nicht aber in den Wundsekreten vorhanden sind. Die eigentliche Domäne des Spirochaetennachweises bilden junge Primäraffekte oder verdächtige, ganz frische Erosionen, also gerade die Fälle, deren frühes Stadium sich für serologische Reaktionen (vielleicht mit Ausnahme der Ballungsreaktion) nicht eignet. Dies und die Tatsache, daß in diesen jüngsten Fällen durch eine sofort eingeleitete Behandlung (Abortivkur) die Syphilis zur Ausheilung gebracht werden kann, zeigt den ungeheuren Wert des Spirochaetennachweises für die Frühdiagnose der Syphilis.

Die Gewinnung des Reizserums erfolgt in der Weise, daß die verdächtige Erosion am besten an ihren Randpartien durch zartes Schaben oder Sticheln mit einer Meißelsonde oder einem Skalpell leicht mechanisch gereizt wird. Stärkere Reize, die zu einer Blutung führen, sollen vermieden werden, da die Spirochaeten nicht im Blut, sondern in den Lymphspalten des Gewebes sitzen. Tritt eine stärker blutig tingierte Flüssigkeit oder Blut aus, so soll immer wieder abgetupft und nach einigem Zuwarten die Prozedur wiederholt werden, bis eine leicht gelblich gefärbte Flüssigkeit austritt. Überhaupt empfielt es sich, die ersten austretenden Tröpfchen stets abzutupfen und erst die bei weiterer Reizung folgenden, die aus den tieferen Zellagen stammen, zur Untersuchung zu verwenden. Die technisch richtige, übrigens in der Regel einfache Gewinnung des Reizserums, ist für das Ergebnis der Untersuchung von großer Wichtigkeit und soll daher stets mit der nötigen Geduld — und solche ist in der Tat mitunter erforderlich — vorgenommen werden.

Das Reizserum wird nun entweder auf einem Objektträger gebracht (für jedes Dunkelfeldmikroskop sind Objektträger bestimmter Dicke, meistens 0,9—1,1 Millimeter, vorgeschrieben!) und durch ein aufgelegtes Deckglas in dünner Schicht ausgebreitet und dann untersucht.

Behufs Verschickung des Reizserums wird das Deckgläschen mit Wachs oder Vaselin gut umrandet, wodurch das Untersuchungsmaterial relativ lange Zeit tadellos konserviert wird, d. h. die Spirochaeten beweglich bleiben. Bei Verschickung durch die Post wird am besten so vorgegangen, daß das Reizserum in dünne Pipetten (Glaskapillaren) aufgezogen wird, die dann zugeschmolzen werden.

Der positive Spirochaetenbefund bedeutet Syphilis, der negative schließt sie jedoch nicht mit Sicherheit aus. Daher darf man sich nicht mit einem einmaligen negativen Untersuchungsergebnis begnügen, sondern wird bei gerechtfertigtem klinischem Verdacht die Untersuchung mehrmals wiederholen müssen. Dies ist namentlich dann geboten, wenn, wie dies leider so häufig vorkommt, von anderer Seite oder vom Patienten selbst eine lokale Behandlung oder Verätzung (mit Jodtinktur, Jodoform, Dermatol oder dergleichen) vorgenommen wurde. Eine solche erschwert den Spirochaetennachweis ungemein oder vereitelt ihn sogar. Dies trifft oft auch beim Ulcus mixtum zu, das ja zunächst als reines Ulcus molle diagnostiziert und lege artis dementsprechend behandelt wird. In diesen Fällen empfiehlt es sich, den verdächtigen Affekt durch 2—3 Tage einer blanden Lokalbehandlung durch aufgelegte Vaselinfleckchen oder Umschläge mit physiologischer Kochsalzlösung zu unterziehen und erst dann neuerlich zu untersuchen.

In manchen dieser Fälle oder auch bei Phimosen, welche die Untersuchung der Glans und inneren Praeputiallamelle verhindern, kann der S p i r o c h a e t e n n a c h w e i s aus einer v e r g r ö ß e r t e n L y m p h d r ü s e erbracht werden. Untersucht wird die durch Drüsenpunktion (Hofmann) gewonnene Gewebsflüssigkeit. Man geht in der Weise vor, daß man in die Rindenschicht der Drüse einsticht und mittels Rekordspritze etwas Gewebssaft aspiriert. Sehr erleichtert wird dies, wenn man vor der Aspiration 0,2—0,3 Kubikzentimeter physiologischer Kochsalzlösung in die Drüse einspritzt. Die gewonnene Punktionsflüssigkeit besteht nur in wenigen Tropfen, die aber zur Herstellung eines Dunkelfeldpräparates ausreichen.

Im Gegensatz zur Tuberkulose, bei der das Tierexperiment einen wichtigen diagnostischen Behelf darstellt, kommt diesem für die praktische Luesdiagnose keine Bedeutung zu.

In letzter Zeit wird bei unklaren rezenten Fällen auch das Geschabe von den Tonsillen zur Dunkelfelduntersuchung empfohlen, da sie in rezenten Stadien stets, d. h. auch ohne spezifische klinische Veränderung spirochaetenhältig sind (Hofmann).

Die Serodiagnose der Syphilis.

Die Blutentnahme für die Anstellung der serologischen Syphilisreaktionen erfolgt am einfachsten aus der Fingerbeere mittelst einer Lanzette oder aus einer der Ellbogenvenen mit einer starken Nadel (z. B. Schildnadel). Beim Kleinkind muß das Blut aus dem Ohrläppchen oder der Ferse entnommen werden. Zur

Entnahme von anderen Stellen wurden Schröpfköpfe empfohlen. Das Blut wird in einer kleinen sogenannten „Wassermanneprouvette" aufgefangen, die, wenn möglich, sterilisiert ist, zum mindesten aber ganz trocken und sauber sein soll. Es gibt übrigens sogenannte „Venülen", d. i. Nadeln, die zur Vereinfachung der Entnahme mit der Eprouvette verbunden sind; sie dürften mehr oder weniger überflüssig sein. 5 Kubikzentimeter Blut genügen zur Anstellung der drei bis vier notwendigen Reaktionen. Soll die Eprouvette mit der Post verschickt werden, dann wird sie mit einem Gummi- (nicht mit einem Kork-) Stöpsel geschlossen und dann mit Paraffin umrandet.

Der serologische Nachweis der Syphilis geschieht durch mehrere Methoden.

Die erste und älteste ist die Wassermannsche Reaktion (WaR), die von Wassermann, Neisser und Bruck angegeben wurde. Sie ist eine Antigen-Antikörper-Reaktion, als welche sie auch von den Entdeckern angesehen wurde. Doch war die Annahme, daß durch die Reaktion Lues-Antikörper nachgewiesen würden, eine irrige. Die Reaktion hat mit dem Syphilis-Erreger oder mit syphilitischen Organveränderungen nichts zu tun, sondern ist nur der Ausdruck der Tatsache, daß das Serum von Luetikern gegenüber dem Gesunder eine erhöhte Affinität zu lipoiden Substanzen besitzt.

In den letzten Jahren ist die Serodiagnose der Lues durch eine Reihe weiterer Reaktionen bereichert worden, deren Zahl noch ständig zunimmt. Es sind dies die Präzipitations- oder Flockungsreaktionen, als deren wichtigste die Reaktionen von Sachs-Georgi, Meinicke und Kahn, sowie die Ballungsreaktion von R. Müller genannt seien. Auch sie beruhen auf dem gleichen Prinzip: der besonderen Affinität des Luetikerserums zu lipoiden Substanzen. Der Unterschied dieser neueren Reaktionen gegenüber der WaR liegt darin, daß sich bei den neuen Reaktionen die Bindung zwischen Luetikerserum und dem als Antigen verwendeten Extrakt in sinnfälliger, dem Auge wahrnehmbarer Weise, als Flockung, Trübung oder Ballung äußert. Bei der WaR hingegen vollzieht sich diese Bindung unsichtbar und wird erst durch ein weiteres Verfahren, die Methode der Komplementbindung (Bordet-Gengout) veranschaulicht. Die technischen Schwierigkeiten der WaR, die Beschaffung der Tier- und Tierimmunseren, die genaue Einstellung und Auswertung des Antigens usw., bringen es mit sich, daß sie nur in eigenen, mit den nötigen Behelfen und geschultem Personal ausgestatteten Laboratorien ausgeführt werden kann.

Nach den Vorschlägen des hygienischen Komitees des Völkerbundes werden die Stärkegrade der WaR folgendermaßen bezeichnet:

††† positiv
†† inkomplett positiv
† schwach
o negativ

Was die Flockungsreaktionen betrifft, so ist seit den ersten von Meinicke, Sachs und Georgi angegebenen praktisch verwertbaren Methoden, denen freilich schon eine Reihe von Versuchen verschiedener Autoren in dieser Richtung vorausgegangen war, die Zahl der sogenannten Flockungs-, auch Trübungs- oder Ballungsreaktionen beträchtlich angewachsen und in steter Zunahme begriffen. Außer den erwähnten seien als sehr empfindlich noch die Reaktionen von Kahn und die Müllersche Ballungsreaktion genannt, welch letztere trotz ihrer Empfindlichkeit ein hohes Maß von Spezifität besitzt, weshalb sie auch ob ihres eindrucksvollen Reaktionsbildes große praktische Bedeutung erlangt hat. Auch ihr Prinzip beruht auf der Affinität des Luesserums zu Lipoiden. Trotz aller Vereinfachung bietet aber ihre Ausführung genug der Schwierigkeiten, so daß auch sie nur in eigenen Laboratorien angestellt werden sollen.

Untersuchungen über die Wertigkeit der verschiedenen Methoden durch Vergleiche der einzelnen Flockungsreaktionen untereinander und mit der WaR haben nicht zu einem abschließenden Urteil geführt. Und auch in der Zukunft wird ein solches voraussichtlich nicht leicht gefällt werden können. Nach den Ergebnissen der Kopenhagener Konferenz 1930 scheint die Ballungsreaktion von R. Müller derzeit die empfindlichste und sicherste zu sein; sie wird am frühesten positiv (wichtig für Primärstadium).

In der überwiegenden Mehrzahl der Fälle decken sich die Reaktionsausfälle der Flockungsreaktionen untereinander und mit der WaR, namentlich in Fällen florider Syphilis. Nur in einem kleinen Teil, vor allem im latenten Stadium, können die Ergebnisse divergent lauten, wobei es sich fast immer um inkomplett positive, schwache oder spurweise Reaktionen handelt, die bald von der einen, bald von einer anderen Methode erfaßt werden. Es wird daher in allen Laboratorien nicht nur nach einer Methode untersucht, sondern es gelangen neben der WaR stets wenigstens eine, meistens aber mehrere Flockungsreaktionen zur Anwendung.

Das Vorkommen der WaR und ihre allgemeindiagnostische Bedeutung.

Es wurde schon darauf hingewiesen, daß die die WaR gebenden komplementbindenden Stoffe nicht Spirochaeten, sondern Lipoidantikörper sind. Diese durch die positive WaR gekennzeichnete Veränderung des Serums findet sich zwar vorwiegend bei Syphilis, doch gibt es auch eine Reihe anderer Krankheiten, bei denen das Serum gleichfalls eine erhöhte Lipaffinität zeigt.

Zum Teil handelt es sich um Spirochaeten und Trypanosomenkrankheiten, wie bei der Frambösie, dem Rückfallfieber, der Schlafkrankheit, der Dourine und der Malaria, bei denen die WaR recht häufig positiv gefunden wird. Dasselbe gilt unter den bazillären Krankheiten von der Lepra, die namentlich in ihrer tuberösen Form oft positiv reagiert. Ferner ist manchmal bei hochfieberhaften Krankheiten (Scharlach, Fleckfieber) eine vorübergehende positive Reaktion zu verzeichnen und ganz ausnahmsweise wird bei schweren konsumierenden Krankheiten (Endstadien der Tuberkulose, Karzinom) eine allerdings nur schwache Reaktion beobachtet. Auch die bei Ulcus molle und bei Balanitis gangraenosa in Fällen mit starker Drüsenschwellung beobachteten positiven Reaktionsausfälle sind als seltene Ausnahmen zu werten. Hierher gehören auch Beobachtungen passagerer WaR beim (gesunden) Neugeborenen, der (gesunden) Mutter, sowie im Nabelschnurblut; auch bei sicher unspezifischen Anginen findet sich passager positive WaR.

Durch die Tatsache, daß sich die WaR auch bei Krankheiten anderer, nicht luetischer Ätiologie findet, wird ihr diagnostischer Wert naturgemäß eingeschränkt, namentlich wenn ihr Vorkommen bei diesen mit einiger Regelmäßigkeit oder auch nur Häufigkeit zu verzeichnen ist. Für unsere geographischen Zonen fällt dieser Umstand allerdings kaum nennenswert ins Gewicht, da es sich bei der Mehrzahl um vorwiegend tropische Krankheiten (Frambösie, Lepra, Dourine, Schlafkrankheit usw.) handelt, gegenüber denen man kaum je genötigt sein dürfte, die Differentialdiagnose zu stellen. Etwas anders liegen die Dinge diesbezüglich bei der Malaria, die auch in unseren Gegenden beobachtet wird, zudem ja auch eine ausgedehnte therapeutische Verwendung findet; hier wird das Persistieren einer positiven oder das Positivwerden einer vorher negativen Reaktion namentlich auch in der Frage der weiteren Therapie nur mit Vorsicht gewertet werden dürfen.

Im großen und ganzen bedeutet aber doch der stark positive Ausfall der Wassermann- und der Flockungsreaktion Syphilis. Auch schwache oder inkomplette Reaktionen sind bei vorhandener Anamnese oder klinischen Symptomen in diesem Sinn zu werten. Fehlen sowohl anamnestische wie klinische Anhaltspunkte für Lues, wie das nicht so selten vorkommt, dann wird eine gewisse Vorsicht in der diagnostischen Bewertung am Platz sein. Insbesondere wird man die oben erwähnten Kautelen (Wiederholung der Reaktion und Untersuchung nach verschiedenen Methoden, vielleicht in verschiedenen Laboratorien) zur Durchführung bringen und auf den übereinstimmenden Ausfall der WaR und womöglich zweier oder mehrerer Flockungsreaktionen Gewicht legen, ehe man sich zur Luesdiagnose entschließt. Hingegen darf unter obiger Voraussetzung des Fehlens anamnestischer und klinischer Hinweise ein schwach oder nur spurweise positiver Ausfall nur einer Reaktion, während die übrigen negativ sind, die Diagnose Lues nicht stellen lassen. Es sei denn, daß besondere Momente klinischer Natur vorliegen. Überhaupt wird der klinische Befund vor allem und in erster Linie für Diagnose und Therapie ausschlaggebend sein. Die Berechtigung dieser allgemein anerkannten Auffassung tritt deutlich zutage in jenen Fällen, bei welchen trotz sicherer luetischer Symptome die Seroreaktionen negativ sind. Allerdings liegen auch hier gewisse Gesetzmäßigkeiten für die einzelnen Stadien der Krankheit vor, über die später noch ausführlich gesprochen werden soll.

Wenn die positiven Seroreaktionen auch besagen, daß ein Individuum luetisch infiziert ist, so ist damit doch noch keine topische Diagnose gestellt. Es darf niemandem einfallen, eine Pityriasis rosea oder eine Scabies als Affektion luetischer Ätiologie deswegen anzusehen, weil der betreffende Patient eine positive WaR zeigt. Ein Ulcus der Zunge, um ein anderes Beispiel zu bringen, bei einem Patienten mit positiver WaR muß nicht unbedingt ein Gumma sein; es kann sich auch um ein tuberkulöses Ulcus oder ein Karzinom handeln, die sich bei einem Menschen, der Lues durchgemacht hat, also ein Syphilitiker in der Latenz ist, entwickelt haben. Die positive WaR ist zwar geeignet, die Luesdiagnose zu stützen; Führerin hat aber auch heute noch trotz aller Fortschritte in den verschiedenen Laboratoriumsmethoden unbedingt die Klinik zu sein. Durch die positive WaR wird demnach ebensowenig die Stellung einer topischen Diagnose gestattet, als durch eine negative mit absoluter Sicherheit Lues ausgeschlossen wird.

Trotzdem haben wir in den Seroreaktionen ein unschätzbares diagnostisches Hilfsmittel, das bei der weiten Verbreitung der Lues und deren ungeheuer mannigfaltigen Symptomen in jeder der medizinischen Disziplinen mit Recht ausgiebigste Verwendung findet, so daß sie wohl die meistens gebrauchte serologische Untersuchungsmethode darstellt.

Ihr Wert besteht nicht nur darin, daß sie mit Sicherheit oder bald großer, bald geringer Wahrscheinlichkeit die klinische, auf Lues gestellte Diagnose erhärtet. Oftmals ist sie das einzige Mittel, die Luesdiagnose zu stellen, da wir ja in dem Stadium der Latenz oft auch durch die noch so genaue klinische Untersuchung nicht in der Lage sind, die stattgehabte Infektion nachzuweisen.

Ferner genügt wohl ein kurzer Hinweis darauf, daß die WaR die Erkenntnis der schon in früherer Zeit vielfach vermuteten Zusammenhänge zwischen der sogenannten para- oder metasyphilitischen Erkrankungen (Tabes, Paralyse, Aortitis) und der Lues wesentlich gefördert hat. Dasselbe gilt in der Frage der Lues congenita, in der die serologische Untersuchung der Mutter syphilitischer Kinder bedeutungsvolle Aufklärungen brachte.

Das Vorkommen der WaR und ihre diagnostische Bedeutung in den einzelnen Stadien der Syphilis.

Primäres Stadium.

Der Ausfall der WaR im primären Stadium bietet kein einheitliches Bild. Wir unterscheiden eine WaR-negative und WaR-positive Phase. In den ersten Wochen nach der Infektion ist die Reaktion negativ und wird mit der zunehmenden Entwicklung des Primäraffektes und der Verbreitung der Spirochaeten im Körper positiv. Der Zeitpunkt des Beginns dieser positiven Phase des Primärstadiums ist in den einzelnen Fällen verschieden; manchmal zeigen schon ganz junge, kaum mehr als drei bis vier Wochen alte Primäraffekte eine positive WaR, während sie in anderen Fällen erst knapp vor Ausbruch der sekundären Erscheinungen, also 7—8 Wochen nach der Infektion auftritt. Doch gehören die besonders frühen oder späten Termine keineswegs zur Regel. In der überwiegenden Mehrzahl der Fälle ist die für Lues charakteristische Veränderung des Serums in der fünften bis sechsten Woche nach der Infektion nachweisbar. Der Übergang von der Wassermann-negativen zur Wassermann-positiven

Phase ist kein plötzlicher, sondern ein allmählicher, indem die zuerst spurweise oder schwach positive WaR nach und nach zur komplett positiven Reaktion ansteigt. Daraus ergibt sich, daß die diagnostische Bedeutung der WaR im primären Stadium keine uneingeschränkte ist. Zwar gibt sie in einem Teil der namentlich älteren Primärfälle eine Stütze der Diagnose ab; in den jüngeren aber nur dann, wenn in fortlaufenden Kontrolluntersuchungen ein Ansteigen von einer inkompletten zur komplett positiven Reaktion beobachtet wird. Für die Diagnose der allerersten klinischen Erscheinungen, also etwa für 3—5 Wochen alte Sklerosen, ist sie so gut wie ohne Bedeutung und tritt hier gegenüber der Diagnosestellung durch den mikroskopischen Spirochaetennachweis ganz in den Hintergrund. Und dies um so mehr, als durch die unvergleichlichen Erfolge einer rechtzeitig, bei noch negativer WaR einsetzenden Therapie (Abortivkur) das Bestreben des Arztes dahingehen muß, die Luesdiagnose so früh als möglich und unabhängig vom Ausfall der WaR zu stellen.

Sekundäres Stadium.

Da die WaR schon im späteren Primärstadium positiv wird, ist sie in der überwiegenden Mehrzahl der Fälle beim Ausbruch des Exanthems bereits vorhanden und nur ganz ausnahmsweise folgt sie dem Auftreten des Exanthems um einige Tage nach. Auch bei Rezidiverscheinungen ist sie fast konstant vorhanden. Ihr Verhalten im Sekundärstadium ist also ein durchaus einheitliches. Ihre Häufigkeit wird bei der ersten Eruption mit $100^0/_0$, bei den Rezidiven mit fast $100^0/_0$ ($95—99^0/_0$) angegeben.

Bei den seltenen Ausnahmefällen, in denen trotz manifester Syphilissymptome die WaR negativ gefunden werden kann (zirka $1—3^0/_0$), handelt es sich meistens um Fälle von bestimmtem Typus, auf die u. a. besonders R. Müller aufmerksam gemacht hat. Solche „Versager" der WaR im Sekundärstadium finden sich:

a) bei der Lues maligna, bei der ein negativer Ausfall der WaR durchaus nicht selten ist;

b) bei Rezidiverscheinungen, die bald nach Beendigung einer Kur zur Entwicklung gelangen, wobei bei längerem Bestande der Rezidiverscheinungen oder während einer neuerlich eingeleiteten Behandlung in der Regel ein Umschlag ins Positive eintritt;

c) bei Rezidiverscheinungen, von geringer Ausdehnung, die sich manchmal im späteren Sekundärstadium in Form einer kleinen Gruppe von lentikulären Papeln oder einzelnen großfleckigen orbikulären Roseolen entwickeln. Auch die gelegentlich nach energischer Frühbehandlung (Abortivkur) auftretenden sogenannten „Monorezidiven" können mit negativem WaR einhergehen. Trotz alledem wird der diagnostische Wert der WaR für das Sekundärstadium durch diese eben erwähnten Einschränkungen kaum berührt. Ein negativer Reaktionsausfall wird stets — bei nur einigermaßen ausgedehnten Symptomen — zur genauen Revision der Diagnose Lues veranlassen müssen.

Tertiäres Stadium.

Auch die tertiäre Lues zeigt die positive WaR in der Mehrzahl der Fälle (75—80%), wenn auch nicht mit solcher Regelmäßigkeit wie die sekundäre. Die Statistiken der einzelnen Untersucher weisen wie im Primärstadium auch hier recht beträchtliche Unterschiede auf, die zum Teil durch die Art des untersuchten Materials bedingt sind, insofern als oberflächliche, kutane Tertiärformen, sogenannte Tubercula cutanea, die Reaktion häufiger vermissen lassen als tiefgreifende Gummen mit Neigung zum zentralen Zerfall und Geschwürsbildung; ebenso geben Fälle mit ausgebreiteten Symptomen die Reaktion mit viel größerer Regelmäßigkeit als wenig ausgedehnte lokalisierte Formen. Ein negativer Ausfall schließt also die Lues mit viel geringerer Sicherheit aus als im Sekundärstadium, da immerhin ein Fünftel der Tertiärfälle mit negativer WaR einhergeht.

Die Latenzen.

Der Ausfall der WaR ist hier ein ungleichmäßiger. Zahlen über die Häufigkeit positiver Reaktionsausfälle lassen sich kaum beibringen. Denn die Verschiedenheit des untersuchten Materials tritt hier noch deutlicher zutage als in den durch klinische Symptome charakterisierten Fällen, da nicht nur die seit der Infektion verflossene Zeit, sondern auch die Zahl und Art der durchgeführten Behandlungen, insbesondere auch die seit der letzten Kur verflossene Zeit von Bedeutung für den Ausfall der Reaktion sind. Zudem kann eine heute negative WaR schon morgen wieder positiv sein, so daß also der serologische Befund kaum mehr als ein Augenblicksbild wiedergibt. Dies gilt besonders für die ersten Jahre nach der Infektion, die sogenannten Frühlatenzen, in denen negative und positive Reaktionsausfälle häufig abwechseln. In den Spätlatenzen verhält sich die Reaktion konstanter. Hier bleibt eine negative Reaktion meistens, wenn auch durchaus nicht immer, negativ; ebenso die positive, die sich oft auch durch energische Behandlung nicht beeinflussen läßt.

Die Bedeutung der WaR im Stadium der Latenz liegt nun einmal darin, daß es bei fehlenden klinischen Symptomen nur durch sie gelingt, eine Reihe sonst unerkannter Fälle von Lues zu erfassen. Ebenso wird sie in vielen Fällen, in denen sie als einziges Luessymptom vorhanden ist, eine Richtschnur für unser therapeutisches Vorgehen abgeben und einen gewissen Maßstab für den Erfolg einer durchgeführten Behandlung darstellen. Endlich kommt ihr gerade im Stadium der Latenz auch für die Prognosestellung eine gewisse Bedeutung zu.

Lues cerebrospinalis, Tabes, Paralyse und Lues innerer Organe.

Bei der Lues cerebrospinalis sind negative Reaktionsausfälle nicht selten, insbesondere bei deren arteriitischer Form. Dasselbe gilt für die Tabes. Beide reagieren in etwa einem Viertel der Fälle negativ. Bei der Paralyse dagegen fällt die WaR so gut wie immer positiv aus, so daß eine negative WaR in einem paralyseverdächtigen Fall die Diagnose zwar nicht mit absoluter Sicherheit ausschließt, aber doch sehr unwahrscheinlich macht. Bei den auf Lues verdächtigen Affektionen des Zentralnervensystems wird neben der WaR im Serum stets mit Nutzen auch die Untersuchung des Liquor cerebrospinalis zur Anwendung kommen. — Die viszerale Lues zeigt meistens positive Seroreaktionen, während bei der Aortitis die WaR inkonstant ist und gar nicht selten negativ ausfällt. Auch bei luetischer Arthritis kommen negative Reaktionen nicht selten zur Beobachtung.

Bedeutung der WaR für Therapie und Prognose.

Außer zu diagnostischen Zwecken wird die WaR auch in Fällen, in denen die stattgehabte Infektion feststeht, herangezogen werden müssen, um uns in Fragen der Therapie und Prognose Aufschlüsse zu geben.

Wie für die Diagnose ist ihr Ausfall auch in dieser Hinsicht durchaus nicht einheitlich zu werten, sondern hängt von vielen Faktoren ab, unter denen das Alter der Krankheit, das Fehlen oder Vorhandensein von klinischen Symptomen, das Ausmaß und der Zeitpunkt vorausgegangener Behandlungen und das Verhalten der Cerebrospinalflüssigkeit als die wichtigsten zu nennen sind. Die Bedeutung der WaR für die Therapie ist eine zweifache, indem sie entweder die Indikation für diese oder einen gewissen Maßstab für ihren Erfolg abgibt.

Als **Indikation zur Behandlung** tritt sie, sofern klinische Symptome vorhanden sind, in den Hintergrund, weil sich unser therapeutisches Vorgehen dann ganz nach den klinischen Symptomen zu richten hat. Fehlen aber klinische Anzeichen, befindet sich die Krankheit im Stadium der **Latenz**, dann wird die serologische Untersuchung in vielen Fällen ausschlaggebend sein, wenn auch durchaus nicht in allen.

Nur geringe Bedeutung hat die WaR in den **Frühlatenzen** des **Sekundärstadiums**, also der ersten 2—3 Jahre nach der Infektion, in denen **ohne Rücksicht** auf das Resultat der serologischen Untersuchung auch heute noch chronisch intermittierend behandelt werden muß. Doch wird die WaR auch in diesem Stadium als Maßstab des Erfolges der Therapie von Wert sein und das dieser Behandlung notwendigerweise anhaftende Moment des Schematischen beeinflussen. Fälle, die während oder nach beendigter Kur Wassermann-negativ geworden sind und auch während der Behandlungspausen nicht mehr positiv werden, dürfen als leichter beeinflußbar gelten. Im Gegensatz zu ihnen wird der positive Ausfall der WaR nach beendigter Behandlung und das Rezidivieren noch vor Beginn einer neuen Kur einen Hinweis auf eine gewisse Hartnäckigkeit bilden und im allgemeinen eine Intensivierung der Kur veranlassen müssen. Und so wird die WaR im Sekundärstadium, natürlich innerhalb gewisser Grenzen, für die Intensität der Behandlung bestimmend sein.

Dieselbe, wenn nicht noch größere Bedeutung, kommt der serologischen Untersuchung auch für das primäre Stadium zu, namentlich für die sogenannte **Abortivkur**. Die Wassermann-negativen Sklerosen, die das jüngste Stadium der Infektion repräsentieren, nehmen hinsichtlich ihrer therapeutischen Beeinflußbarkeit insofern eine Sonderstellung ein, als sie mit einer, höchstens zwei Kuren einer abortiven Heilung zugeführt werden können, während die Wassermann-positiven Primäraffekte hinsichtlich des Behandlungsmaßes der frühsekundären Lues gleichzusetzen, d. h. chronisch intermittierend zu behandeln sind. Aber auch bei den seronegativen Sklerosen ist der Ausfall der WaR im **Verlaufe der eingeleiteten Therapie** von Wichtigkeit, zumal als manche Fälle während der Therapie (nach den ersten Salvarsaninjektionen) einen Umschlag in die Wassermann-positive Phase zeigen und dann nicht mehr als reine Abortivfälle zu werten sind, sondern je nach der Stärke und Dauer der positiven Zacke mindestens einer, aber auch mehrerer weiterer Kuren bedürfen.

In den späteren Stadien der Erkrankung (Spätlatenzen), also etwa vom 4. Jahr ab, wird bei Fehlen irgendwelcher klinischer

Krankheitssymptome oft genug die WaR die einzige Richtschnur für unser Vorgehen abgeben, wobei allerdings auch — wie schon erwähnt — das Resultat der Liquoruntersuchung mit zu berücksichtigen sein wird. Die positive WaR wird, mit Ausnahme gewisser Fälle, einer Behandlung zuzuführen sein, die das Ziel hat, die Reaktion negativ zu machen, während der negative Ausfall der WaR kein sofortiges Eingreifen erfordert, jedoch weitere Kontrolluntersuchungen nicht überflüssig macht, da die negative WaR, das spätere Auftreten von luetischen Symptomen nicht vollkommen ausschließt. Die prognostische Bedeutung der WaR ist also mit Ausnahme der Abortivkuren nicht wesentlich, weder für die Früh- noch für die Spätlatenz. Gerade manche Krankheitserscheinungen des Spätstadiums gehen nicht ganz selten mit negativen Seroreaktionen einher, so daß auch hier die Klinik in erster Linie berücksichtigt werden muß. Ergibt aber die genaue klinische Untersuchung, die sich auch auf innere Organe, insbesondere auf Aorta und Zentralnervensystem und auf die Untersuchung des Liquor cerebrospinalis erstrecken soll, einen normalen Befund, so wird eine dauernd kontrollierte negative WaR günstig zu werten sein, und zwar um so günstiger, je länger die seit der Infektion verstrichene Zeit ist und je weiter die letzte Behandlung zurückliegt.

Schwieriger gestaltet sich die Frage, wenn unter denselben Verhältnissen, also bei organgesunden Personen in der Spätperiode, eine positive WaR gefunden wird, die sich therapierefraktär verhält. Wenn auch manche Autoren die positive WaR gleich andern Erscheinungen als Luessymptome gewertet wissen wollen und die positive Seroreaktion oft von späteren syphilogenen Erkrankungen verschiedener Art gefolgt ist, so gibt es andrerseits doch Fälle, bei denen die Träger solcher positiver Reaktionen in voller Gesundheit ein hohes Alter erreichen und frei von andern Luessymptomen bleiben. Die WaR ist also dann kaum als Signum mali ominis zu werten und wird auch, da sich die vorangegangene Behandlung als wirkungslos erwiesen hatte, keine Indikation für eine erneute Behandlung abgeben können, sondern ist vielleicht wirklich nur der Ausdruck dessen, daß das Individuum Lues durchgemacht hatte und daß zufolge gewisser uns nicht bekannter Umstände die für Lues charakteristische Veränderung des Serums anhält, vielleicht auch ohne daß proliferierende Spirochaetenreste vorhanden wären. Die Entscheidung über die Bedeutung derartiger positiver Reaktionen in der Spätperiode ist also schwer zu treffen. Jedenfalls wird man aber Patienten dieser Gruppe in sorgfältiger klinischer Kontrolle hinsichtlich innerer Organe und Zentralnervensystem halten und den Liquorbefund öfters wiederholen müssen.

Die Liquoruntersuchung und ihre Bedeutung für die Diagnose und Therapie.

Die Untersuchung des Liquor cerebrospinalis, die nach der epochalen Tat Quinckes zunächst in der inneren Medizin und Neurologie Eingang gefunden hatte, nimmt heute auch einen hervorragenden Platz in der Luesdiagnostik ein. Denn durch die Untersuchungen von Ravaut, Nonne, Merzbacher, Apelt u. a., die in Österreich namentlich Kyrle zur Bearbeitung des Problems auf breitester Basis anregten, wurde festgestellt, daß Veränderungen im Liquor nicht nur bei syphilogenen Erkrankungen des Zentralnervensystems, sondern auch und gar nicht selten bei Luesfällen ohne jedwedes subjektive oder objektive Anzeichen einer nervösen Erkrankung vorkommen und sollen in diesem Rahmen nur kurz erwähnt werden.

I. Die Globulinreaktion beruht auf der Vermehrung der auch im normalen Liquor spurweise enthaltenen „Globuline" infolge luetischer Nervenerkrankung, findet sich aber auch bei anderen Affektionen des Zentralnervensystems, aber nicht bei Nervengesunden.

II. Die Lymphozytenzählung dient zur Feststellung einer vorwiegend bei luetischen, aber auch anderen Erkrankungen des Zentralnervensystems vorkommenden Lymphozytose, d. h. Vermehrung der Lymphozyten. Geringgradige Lymphozytose findet sich aber auch bei nervengesunden Luetikern, weshalb die Probe nur bei positivem Ausfall der sonstigen Liquorreaktionen verwertbar ist.

III. WaR und Flockungsreaktionen im Liquor sind häufiger inkomplet als im Blutserum, was ihre klinische Verwertbarkeit aber nicht beeinträchtigt.

IV. Die Kolloidreaktionen beruhen darauf, daß eine purpurrote, durch Zusatz normalen Liquors nicht veränderte kolloide Goldlösung („Goldsole"), bei Zusatz pathologischen Liquors in verschiedenen Verdünnungen Farbumschläge in Violett, Blau, Blauweiß und Weiß zeigt. Goldsol- und Mastix-Reaktionen finden sich zwar bei den verschiedensten Erkrankungen des Zentralnervensystems, zeigen aber für Neuroleus einen ganz bestimmten Typus, der sich ähnlich nur noch bei der multiplen Sklerose findet. Ihre diagnostische Verwertbarkeit ist daher besonders groß.

Die einzelnen Liquorreaktionen können unabhängig voneinander auftreten, wenn auch meistens ein ziemlicher, oft sogar sehr weitgehender Parallelismus besteht. Am frühesten treten Lymphozytose und Globulinvermehrung auf, denen Kolloid- und WaR folgen. Lymphozytose und Globulinreaktion erweisen sich auch therapeutisch viel leichter beeinflußbar; wogegen Kolloid- und WaR der gewöhnlichen antiluetischen Therapie oft wenig oder überhaupt nicht zugänglich sind und daher nicht selten nach Schwinden der übrigen Reaktionen persistieren.

Hinsichtlich der Intensität und des Ausfalls der Reaktionen in den Stadien der Lues und bei den einzelnen Formen nervöser Erkrankungen lassen sich keine unbedingt gültigen Regeln aufstellen. Die stärksten Grade kommen bei der akut einsetzenden Lues cerebrospinalis und der progressiven Paralyse zur Beobachtung; doch können sie auch hier nur schwach, ja sogar negativ ausfallen, wie dies bei der Tabes und in den Frühstadien der Lues häufig vorkommt. In älteren Tabesfällen sind negative Reaktionen gar nicht selten und anderseits kann auch schon im Sekundärstadium ein komplett positiver Liquorbefund erhoben werden.

Die Liquorveränderungen kommen, wie schon eingangs gesagt, nicht nur bei den im Verlaufe der Lues auftretenden Nervenerkrankungen, sondern auch ohne irgendwelche Anzeichen einer solchen vor. Nach der ziemlich allgemein angenommenen Auffassung sind sie hier der Ausdruck für das Bestehen einer latenten syphilitischen Meningitis, die sowohl während der Früh- als auch während der Spätperiode vorhanden sein kann. Die größte Zahl der positiven Liquorreaktionen treffen wir schon im zweiten Halbjahr nach der Infektion. Hierin stimmen die Angaben der verschiedenen Untersucher weitgehendst überein. Wenn auch die diesbezüglichen Zahlen nicht gleichlauten, so ergibt sich doch aus ihnen, daß ein großer Teil, etwa 50—80% der Patienten, im Sekundärstadium positive Liquorreaktionen darbietet. Im 2. Jahr nimmt die Häufigkeit der Liquorveränderungen, sei es auf Behandlung, sei es spontan, bereits ab; sie findet sich vom 3. Jahr ab nur mehr in einem Drittel bis einem Viertel der Fälle, welches perzentuelle Verhältnis auch in den späteren und späten Jahren der Erkrankung mit ziemlich großer Konstanz beibehalten wird.

Es ergibt sich also aus dem Gesagten, daß ein großer Teil der Sekundärluetiker eine latent luetische Meningitis durchmacht, die jedoch in der Hälfte der Fälle Neigung zur Spontanrückbildung zeigt, also ein vorübergehendes Ereignis darstellt. In einem andern Teil der Fälle aber persistieren die Liquorreaktionen und werden mit in die Spätperiode hinüber genommen, ohne daß selbst auf energische antiluetische Behandlung eine Rückbildung der Reaktionen einträte. Das erste Auftreten der Liquorveränderungen ist wie oben erwähnt oft schon in der Frühperiode der Syphilis zu verzeichnen und setzt manchmal sogar in der späteren, ganz ausnahmsweise auch in der frühen WaR-negativen Primärperiode ein, um während des Sekundärstadiums an Häufigkeit zuzunehmen. Vom 2. Krankheitsjahr an ist Liquorveränderung schon viel seltener, um nach dem 10. Jahr nur mehr in 2% der Fälle vorzukommen.

Die Angaben über die Häufigkeit und den Beginn der positiven Liquorreaktionen berücksichtigend ergeben sich für unser praktisches therapeutisches Vorgehen folgende Richtlinien:

Bei jedem Luesfall soll, gleichgültig ob Symptome seitens des Nervensystems vorliegen oder nicht und ohne Rücksicht auf den Ausfall der WaR im Serum die Liquoruntersuchung durchgeführt werden, da nur durch sie festgestellt werden kann, ob eine Invasion des Virus in die Meningen erfolgt ist. Danach werden wir also bei älteren Luesfällen die sofortige Vornahme der Lumbalpunktion empfehlen. Für die Frühstadien ist als Zeitpunkt für die Liquoruntersuchung das abgelaufene 2. Jahr oder der Beginn des 3. Jahres nach der Infektion der geeignetste. Im Falle eines positiven Befundes erweist sich die Therapie ungleich wirksamer als später, so daß man den für eine vielleicht nötige Behandlung günstigeren Termin nicht gern versäumen wird.

Die Frage, ob ein positiver Liquorbefund für unsere therapeutisches Vorgehen maßgeblich ist, muß bejahend beantwortet werden, da wir nach der ziemlich allgemein angenommenen Anschauung in ihm den Ausdruck einer Virusinvasion in die Meningen erblicken müssen. Die Art der Behandlung aber wird sich danach richten, ob es sich um sogenannte Früh- oder Spätliquores handelt. Die Behandlung der Frühliquores wird sich von der im Sekundärstadium üblichen Therapie nicht unterscheiden, da in diesem Zeitabschnitt in vielen Fällen eine Tendenz auch zu spontanem Rückgang der Liquorveränderungen vorhanden ist. Die über das 2. Jahr hinaus bestehenbleibenden Liquorveränderungen sind im allgemeinen viel schwerer zu beeinflussen und erfordern in der Regel besondere therapeutische Maßnahmen, unter denen die Kombination spezifischer Antiluetica mit fiebererzeugenden Mitteln, namentlich mit der Wagner-Jaureggschen Malariabehandlung, die größte Bedeutung erlangt haben.

In prognostischer Hinsicht sind vorhandene Liquorveränderungen ein im allgemeinen ernsteres Symptom, das unsere Aufmerksamkeit namentlich dann beansprucht, wenn sie über das 2. Jahr nach der Infektion hinaus bestehen bleiben. Denn gerade diese Träger positiver Liquors müssen uns in Erwägung der Tatsache, daß wir bei Nichtluetikern niemals Veränderungen im Liquor finden, bei luetischer Erkrankung des Zentralnervensystems dagegen so gut wie immer, hinsichtlich des weiteren Verlaufes der Krankheit gefährdet erscheinen, insofern als die Schranke, welche die Meningen zwischen Virus und Zentralnervensystem nach vielfacher Auffassung bilden, jederzeit durchbrochen werden und die Einwanderung der Spirochaeten in das Gehirn oder Rückenmark selbst erfolgen kann; aber nicht erfolgen muß. Denn auch hier kennen wir Fälle, die trotz vorhandener Liquorreaktion nervengesund bleiben oder nur ganz geringfügige Symptome (Pupillendifferenz, Abschwächung oder Fehlen des einen oder des anderen Reflexes u. dgl.) darbieten, ohne daß es zur Entwicklung einer Tabes oder Paralyse kommen würde. Auch hier wird der Zeitpunkt des erhobenen Befundes zu berücksichtigen sein. Liegt die Infektion 20, 30 oder mehr Jahre zurück, dann wird dem positiven Liquorbefund, namentlich was die Paralyse und bis zu einem gewissen Grade auch die Tabesfrage betrifft, lange nicht soviel Bedeutung beizulegen sein wie den gleichartigen Befunden, die 8—15 Jahre nach der Infektion erhoben werden. Denn im ersten Fall ist die Frist, bis zu der diese Krankheiten im Durchschnitt aufzutreten pflegen, bereits verstrichen, im zweiten nicht. Die Verhältnisse liegen also hier ähnlich wie bei jenen Luesfällen, die in der Spätperiode eine isolierte positive WaR im Serum als einziges Zeichen ihrer Lues aufweisen. In diesen Fällen mit positivem Liquor werden wir uns auch, so erstrebenswert es im allgemeinen ist, den Liquor zu sanieren, Beschränkungen in therapeutischer Hinsicht auferlegen müssen und den Patienten nur in klinischer Kontrolle behalten.

Die kutane Syphilisdiagnostik.

Die Versuche, zu einer diagnostisch brauchbaren Kutanreaktion bei Lues zu gelangen, die bald nach der Tuberkulinreaktion einsetzten, scheiterten lange an dem Mangel eines geeigneten Impfstoffes. Die zuerst verwendeten Extrakte aus luetischen Organen (Neisser, Meirowsky u. a.) verloren an Interesse, nachdem Noguchi die Züchtung der Spirochaeta pallida gelungen war und er aus den Resultaten einen Impfstoff hergestellt hatte, den er Luetin nannte. Allerdings wurden durch spätere Untersuchungen besonders amerikanischer Autoren Tatsachen bekannt, die den diagnostischen Wert des Kulturluetins einschränkten. Deshalb ist die Anwendung der Organextrakte wieder in steter Zunahme begriffen, namentlich seitdem die schwierige Beschaffung des Impfstoffes, der früher nur an einzelnen Kliniken in einer den Eigenbedarf kaum deckenden Menge hergestellt werden konnte, dadurch beseitigt ist, daß es R. Müller und Brandt gelang, ein Organluetin tierischer Herkunft, und zwar aus Scrotalsyphilom von Kaninchen zu bereiten.

Dieses „Luotest" benannte Präparat ist im Wiener serotherapeutischen Institut erhältlich und wird in der für eine Kutanprobe nötigen Menge in Phiolen zu 0,2 Kubikzentimeter abgegeben. Es wird mittels feiner Kanüle intrakutan in die Volarseite des Vorderarmes injiziert; bei richtiger Einspritzung entsteht um die Einstichstelle eine gut linsen- bis groschengroße anämische Quaddel mit steil ansteigenden Rändern.

Das Reaktionsbild besteht in einer scharf umschriebenen, bald mehr, bald weniger geröteten, etwas infiltrierten und daher elevierten urtikariellen Plaque, deren Größe verschieden ist, im Mittel etwa 2,4 bis 3,5 Zentimeter beträgt, doch auch wesentlich größere Ausmaße darbieten kann. Häufig ist sie von einem anämischen Hof umsäumt und manchmal ziehen vom obern Pol ein (oder seltener mehrere) lymphangitische Streifen kürzere oder längere Strecken proximalwärts. Aber weder die Größe der Reaktionsstelle noch die Intensität der Rötung sind die Characteristica der Reaktion. Diese besteht vielmehr in der scharfen Begrenzung und urtikariellen Erhabenheit. Die Kenntnis des typischen Reaktionsbildes ist wichtig, da durch die zwei besonders hervorgehobenen Merkmale spezifische Reaktionen von gelegentlich auch bei Nicht-Lues-Fällen beobachteten unspezifischen Reaktionen, die oft flächenhafte unscharfe Rötungen darstellen, die ganz im Niveau der Haut liegen, unterschieden werden können.

Die positive Reaktion tritt 24 Stunden nach der Impfung auf und nimmt oft während der nächsten 12 bis 24 Stunden an Intensität zu oder persistiert zumindest, während unspezifische Reaktionen nach 48 Stunden spurlos verschwunden sind. — In seltenen Fällen entwickelt sich die Reaktion nur langsam, innerhalb einiger Tage und bildet dann bis münzengroße, derbe Infiltrate ohne roten Hof, die gelegentlich auch zerfallen können und dann an ein gummöses Geschwür erinnern.

Das Vorkommen der Reaktion ist auf einzelne Spätstadien der Lues beschränkt. Positiv reagieren:

a) **Tertiäre Fälle**, namentlich tiefergreifende Knoten und Ulcera, während oberflächliche Tubercula cutanea weniger oft reagieren. Der Prozentsatz positiver Reaktionen beträgt hier etwa 80%.

b) **Latente Fälle des Tertiärstadiums**, d. h. solche, die früher, oft vor vielen Jahren Gummen durchgemacht haben, während Spätlatenzen ohne vorangegangene gummöse Affektion immer negativ reagieren.

c) **Lues maligna**, in etwa 50% der Fälle.

d) **Lues congenita tarda**, wenn sie gummöse Erscheinungen oder eine Keratitis parenchymatosa darbietet.

Alle übrigen Stadien und Formen der Lues reagieren negativ, also abgesehen von der primären und sekundären Syphilis auch späte Latenzen, sofern nicht Gummen vorangegangen waren, sowie Tabes und Paralyse und Aortitis. Bei Lues cerebrospinalis und Gummen innerer Organe werden mitunter positive Ausfälle gegesehen. Doch ist das untersuchte Material noch zu klein, um endgültige Zahlen zu nennen.

Die Luetinreaktion stellt also ein für das Tertiärstadium und gewisse Formen der Lues congenita tarda charakteristisches Phänomen dar. Eine topische Diagnose wird durch sie allerdings ebensowenig mit Sicherheit gestellt wie durch die WaR, aber durch ihre Beschränkung auf die genannten Stadien doch ziemlich wahrscheinlich gemacht. Denn gerade im Tertiärstadium wird die klinische Diagnose oft nicht geringen Schwierigkeiten begegnen und die Abgrenzung gegen Tuberkulose und Neoplasma zu erwägen haben. Dies gilt auch für die Unterscheidung zwischen der Keratitis parenchymatosa und tiefen Keratitiden tuberkulöser und anderer Ätiologie. Hier wird die Luetinreaktion zweifellos eine Stütze für die Diagnose abgeben.

Die Medikamente zur Behandlung der Syphilis.
Die Salvarsane.

Unter den vielen Salvarsanpräparaten ist das **Neosalvarsan** das am meisten verwendete und hat das erste von Ehrlich hergestellte Altsalvarsan (Ehrlich-Hata 606), ein sehr wirksames, aber technisch schwer zu handhabendes Präparat, fast ganz verdrängt.

Auch die später hergestellten Salvarsanpräparate haben den Vorrang des Neosalvarsans nicht beeinträchtigt: das Silbersalvarsan, das Neosilbersalvarsan, das Sulfoxylatsalvarsan und das Salvarsannatrium, um nur ihre Namen zu nennen, sind vielleicht aus der einen oder anderen Indikation zu bevorzugen, werden aber im allgemeinen hauptsächlich nur dann Verwendung finden, wenn Neosalvarsan nicht vertragen wird und doch die Fortführung der Behandlung mit Salvarsan versucht werden soll.

Eine sehr schätzenswerte Bereicherung der Therapie bildet das **Myosalvarsan**, das dem Neosalvarsan an Wirksamkeit ungefähr gleich ist. Es wird ausschließlich **intramuskulär** injiziert. Dadurch ist die Indikation für seine Anwendung in allen Fällen gegeben, in denen mangels sicht- oder tastbarer Venen bei fettreichen Leuten oder bei Kindern die intravenösen Injektionen nicht durchführbar oder eine langsamere Resorption des Medikaments erwünscht ist.

Das in letzter Zeit empfohlene intraglutäal injizierbare Solusalvarsan wirkt prompt, ist schmerzlos und auch sonst gut verträglich. Es wird (nach Scherber) besser vertragen als Myosalvarsan und wirkt stärker als das italienische Neojacol, das sonst ebenfalls ein guter intramuskulär verwendbarer Ersatz für Neosalvarsan ist. Das Myosalvarsan kann in destilliertem Wasser gelöst werden, doch wird die Injektion subjektiv besser vertragen, wenn als Lösungsmittel eine 10 prozentige Glukoselösung verwendet und das Myosalvarsan möglichst konzentriert in 1—3 Kubikzentimetern davon injiziert wird. Myosalvarsan wird auch in Ampullen mit 0,01, 0,02, 0,05, 0,075, 0,15, 0,3, 0,45 und 0,6 Gramm in den Verkehr gebracht. Die Injektionen werden intramuskular (intraglutäal) gemacht. Für eine Kur werden 5—6 Gramm verwendet. Bei Männern werden wöchentlich 2 Injektionen gemacht. Die erste mit 0,15, die zweite mit 0,3, die dritte mit 0,45 und die vierte usw. mit 0,6 Gramm. Für Frauen nimmt man die schwächeren Lösungen und steigt nur auf 0,45. Bei Kindern beginnt man je nach dem Alter und der Konstitution mit 0,005—0,01 und steigt bei größeren auf 0,015—0,02 oder 0,03 Gramm.

Recht praktisch sind die im Handel befindlichen Isodoppelampullen, deren oberer Teil das Lösungsmittel enthält. Nach Durchstoßen einer trennenden Lamelle an der sanduhrförmigen Verengung zwischen den beiden Ampullen fließt das Lösungsmittel in die das Salvarsan enthaltende Ampulle, aus der es sodann direkt in die Spritze aufgezogen wird.

Alle Salvarsane werden durch Luftzutritt oxydiert und damit giftiger. Daher soll die Injektion **unmittelbar nach der Lösung** des Mittels vorgenommen werden. Längeres Stehenlassen der Lösung ist zu vermeiden, weshalb es auch nicht angezeigt ist, die Lösung für mehrere Patienten auf einmal zu bereiten. Das Salvarsan kommt zur Vermeidung der Oxydation in luftleeren Ampullen in Pulverform in den Handel. Wenn eine Ampulle durch kleine Sprünge im Glas infolge unzweckmäßiger Aufbewahrung oder auf dem Transport schadhaft und luftdurchlässig geworden, wird das Salvarsan naturgemäß gleichfalls oxydiert und verdorben und wirkt sehr giftig. Meistens ist solches verdorbenes Salvarsan schon mit freiem Auge an der rötlichen bis rotbraunen Farbe kenntlich. Auch Ampullen, in denen sich das Pulver nicht leicht und locker umschütteln läßt, sondern Klumpen und Krümel bildet, sollen nicht zur Injektion verwendet werden. Es ist daher wichtig, sich von der Intaktheit der zur Verwendung bestimmten Glasampullen zu überzeugen, um Schädigungen des Patienten zu vermeiden. Selbstverständlich ist vor und während einer Salvarsanbehandlung der Harn auf Eiweiß zu untersuchen. Wenn auch Nierenreizungen durch Salvarsan viel seltener zustande kommen als durch Quecksilber oder Wismut, so ist für die Verträglichkeit einer Salvarsankur doch von großer Bedeutung, daß die Ausscheidung des Medikaments, die der Hauptsache nach durch die Nieren erfolgt, entsprechend in normaler Weise vor sich gehe. Auch für eine geregelte Darmtätigkeit soll möglichst Sorge getragen werden, da auf diesem Wege Salvarsan ausgeschieden wird. Patienten, die tagelang obstipiert sind, wird man besser kein Salvarsan geben, sondern die Injektion erst nach erfolgter Purgierung vornehmen. Ferner ist es bekannt, daß zur Zeit der Menses das Salvarsan oft weniger gut vertragen wird, so daß man wenigstens an den ersten zwei bis drei Tagen der Menstruation die Injektionen aussetzen soll. Ganz besondere Vorsicht ist aber bei Graviden nötig, die erfahrungsgemäß relativ viel häufiger Salvarsanschäden erleiden. Vorsichtigste Dosierung und Vergrößerung des Intervalls zwischen den einzelnen Injektionen sind hier angezeigt, um eine Salvarsanbehandlung, der ja gerade in dieser Indikation ganz besondere Wichtigkeit zukommt, ohne Störung durchführen zu können. Auch bei Herz- und Gefäßkrankheiten darf eine Salvarsanbehandlung nur mit besonderer Vorsicht durchgeführt werden.

Nach diesen allgemeinen Bemerkungen über die verschiedenen Salvarsanpräparate sei noch einmal hervorgehoben, daß das Salvarsanpräparat der Praxis, und zwar sowohl der dermatologischen wie der allgemeinen, das Neosalvarsan ist, weshalb die Hauptpunkte über seine Anwendung noch einmal zusammengefaßt und bisher nicht besprochene Details erörtert seien.

Dosierung des Neosalvarsans: Die durchschnittliche

Einzeldosis ist 0,45 bei Männern und 0,3—0,45 bei Frauen. Bei kräftigen Männern kann die Dosis auf 0,6 erhöht werden, während wir bei Frauen 0,45 kaum je überschreiten. Hingegen werden wir uns bei geringerer Verträglichkeit und bei der Behandlung interner oder nervöser Lues oft der kleinen Dosen von 0,15 bis 0,3 bedienen und diese auch zu Beginn der Kur in Anwendung bringen. Durch solch tastendes Vorgehen wird einerseits ermittelt, ob nicht eine besondere individuelle Überempfindlichkeit vorliegt, dann aber auch eine zu starke Jarisch-Herxheimersche Reaktion vermieden, die auf raschem und mäßigem Zerfall der Spirochaeten und Freiwerden ihrer Toxine beruht, so namentlich bei Lokalisation der Lues an den Gefäßen oder im Zentralnervensystem mitunter bedrohlich werden kann. Nur bei der Abortivkur, bei der es darauf ankommt, das weitere Vordringen und die Ansiedlung der Spirochaeten im Organismus zu verhindern, wird man gleich mit großen Dosen, wenigstens 0,45, beginnen.

Bei Kindern sind die Dosen dementsprechend geringere, vom 10. Jahre ab bis höchstens 0,3, während bis zum 5. Jahr die Einzeldosis von 0,15 nicht überschritten werden soll. Im übrigen ist aber hier ebenso, ja sogar noch mehr als bei Erwachsenen, auf das Körpergewicht und den Kräftezustand Bedacht zu nehmen. Bei Säuglingen injiziert man bis 15 Milligramm pro Kilo Körpergewicht, also bei einem Säugling von 3 Kilo 0,02 bis höchstens 0,045. Zur Behandlung der kindlichen Lues sind auch kleine Packungen von 0,045 bis 0,075 im Handel erhältlich. Übrigens vertragen gerade Neugeborene das Salvarsan sehr gut.

Die **Gesamtmenge** für eine volle energische Kur (wie wir z. B. in den Frühstadien anwenden) beträgt bei Männern 5,0 bis 6,0 und bei Frauen 4,0—5,0 Gramm. Das Kurausmaß wird nicht in allen Fällen so ausgiebig sein müssen oder dürfen, sondern in manchen Indikationen viel geringer zu bemessen sein. Unter 3,0 Gramm wird es allerdings kaum je betragen. — Bei Kindern wird entsprechend der bei andern Medikamenten üblichen Dosierung vorgegangen und als Höchstmaß einer Kur bei einem 10- bis 12jährigen Kind etwa 3,0 Gramm angesehen. Bei Säuglingen 1,5 bis 2,0 Gramm.

Das **Intervall** zwischen den einzelnen Neosalvarsan-Injektionen richtet sich nach der Größe der Einzelgabe sowie der Verträglichkeit und beträgt 4—7, meistens 5 Tage.

Die Lösung des Neosalvarsans erfolgt in 2—5—10 Kubikzentimeter Aqua destill. steril. Auch gewöhnliches Wasserleitungswasser wird von manchen hierzu benützt, was jedoch nicht empfehlenswert ist. Da von verschiedenen Firmen (z. B. Bernatzig) luftdicht verschlossene Phiolen mit 5 und 10 Kubikzentimeter Aqua destill. steril. hergestellt werden, ist man in der Lage, verläßlich sterilisiertes Wasser für Injektionen vorrätig zu halten.

Das Spirocid.

Es ist das Verdienst Levaditis, eine interne Behandlung der Lues mittels eines Arsenpräparates angegeben zu haben. Er fand eine schon Ehrlich bekannte Arsenverbindung aus der Gruppe der Phenylarsinsäuren, die sich jedoch bei intravenöser Anwendung im Tierversuch als sehr giftig gezeigt hatte, bei oraler Darreichung als gut verträgliches und wirksames Antisyphilitikum erwies. Das französische Präparat ist das Stovarsol, das analoge deutsche Fabrikat der Höchster Farbwerke trägt den Namen Spirocid.

Das Spirocid ist ein in Wasser schwer lösliches, geschmackloses, weißes, kristallinisches Pulver und ist in Originalpackungen von 30 Tabletten à 0,25 für Erwachsene erhältlich.

Die Vorschriften für die Dosierung sind noch nicht ganz einheitlich festgelegt; wir begegnen vielmehr bei den einzelnen Autoren nicht unbeträchtlichen Unterschieden. Für den Erwachsenen werden 60 (Oppenheim) bis 90 (Scherber), ja sogar über 100 Tabletten (Spiethoff) in einer Kur verabfolgt, und zwar immer so, daß auf einige Spirocidtage eine Pause folgt. Auch diese Zyklen werden in verschiedener Weise gestaltet.

Oppenheim gibt durch 3 Tage zunächst je 2, dann je 3 Tabletten eine halbe Stunde vor dem Frühstück in etwas Wasser, schaltet dann eine dreitägige Pause ein und wiederholt diesen Turnus siebenmal.

Scherber führt fünftägige Zyklen durch und läßt erst 2, dann 3 und 4 Tabletten pro Tag nehmen, die er über den Tag eine halbe Stunde vor den Mahlzeiten verteilt. Das spirocidfreie Intervall beträgt 5—7 Tage, die Gesamtdosis 60—90 Tabletten.

Sehr intensiv behandelt Spiethoff, der siebentägige Zyklen zu je 4 Tabletten mit anfangs vier-, später siebentägigen Pausen durchführt und im ganzen 100 Tabletten nehmen läßt.

Bequem ist auch die Methode Brucks, der jeden zweiten Tag je 3, dann (vom dritten Mal ab) je 4 Tabletten nehmen läßt, bis eine Originalpackung (30 zu 0,25) verbraucht ist. Dann folgt eine einwöchige Pause; hierauf nochmals der gleiche Zyklus, dem eine zweiwöchige Pause folgt. Hierauf wieder ein Zyklus mit anschließender dreiwöchiger Pause usw., mit Verlängerung der

Pause um je 1 Woche, bis eine entsprechende Gesamtdosis verbraucht ist.

Wie beim Salvarsan ist es auch beim Spirocid namentlich bei frischen Luesfällen erstrebenswert, durch entsprechend große Gesamtdosen einen möglichst nachhaltigen therapeutischen Effekt zu erzielen. Die Spirocidkur muß aber unter ärztlicher Kontrolle durchgeführt werden, da auch durch dieses Präparat unerwünschte Nebenerscheinungen verursacht werden können. Diese entsprechen im allgemeinen den beim Salvarsan beobachteten. Temperatursteigerungen treten bisweilen besonders im Beginn der Kur auf, und in Fällen mit manifesten Symptomen sehen wir oft deutliche Jarisch-Herxheimersche Reaktionen. Auch Erytheme kommen vor, sind allerdings meistens flüchtiger Natur und gehen kaum je in eine Dermatitis über. Als Zeichen geringerer Verträglichkeit verdienen sie jedoch wie das meistens vorangehende prämonitorische Hautjucken volle Beachtung. Vom Magendarmkanal wird das Spirocid in der Regel gut vertragen, doch können manchmal Arsen-Erscheinungen, Diarrhöen oder gastrische Symptome und ähnliches auftreten und Veranlassung zu einer Unterbrechung der Kur oder zur Herabsetzung der Dosis abgeben.

Wenn auch die vielfache klinische Prüfung des Präparates seine in der Regel gute Verträglichkeit und energische Wirksamkeit auf die einzelnen Syphilis-Symptome sichergestellt hat, so sind die Erfahrungen doch noch nicht hinreichend groß, daß Indikationsgebiet und Dosierung in ähnlicher Weise normiert werden könnten, wie dies beim Salvarsan der Fall ist. Namentlich liegen noch keine Erfahrungen über den weiteren Verlauf der Lues in ausschließlich mit Spirocid behandelten Fällen vor. Es ist daher auch trotz seiner dem Salvarsan nahestehenden Wirkung die Frage offen, ob und wie weit es das Salvarsan im allgemeinen zu ersetzen berufen sein wird. Sicher ist jedoch schon heute, daß das Spirocid im Einzelfall mit Nutzen statt des Salvarsans gegeben werden kann und dadurch eine wertvolle Bereicherung der Luestherapie darstellt. Abgesehen von den Fällen, in denen die intravenösen Injektionen mangels entsprechend ausgebildeter Hautvenen nur schwer oder nicht durchführbar sind, füllt das Spirocid auch bei Personen eine empfindliche Lücke aus, die beruflich oder aus andern Gründen nicht in der Lage sind, mit der notwendigen Regelmäßigkeit zur Behandlung zu kommen. Bei Intoleranz gegen das Salvarsan wird oft das Spirocid gut vertragen, wenn sich auch manchmal die vorhandene Überempfindlichkeit auf alle Arsenpräparate erstreckt. Auch bei der Behandlung interner Luesfälle, die eine vorsichtige, nur langsam ansteigende Dosierung erheischen, wird das Spirocid wertvolle Dienste leisten können.

Eine wichtige, wenn nicht die wichtigste Rolle überhaupt, kommt ihm aber bei der Behandlung der kindlichen, vor allem der Säuglingslues zu. Die hier fast immer vorhandenen Schwierigkeiten der intravenösen Salvarsanbehandlung, die Unzulänglichkeit der internen Hg-Medikation, die wie auch die äußere oder die übrigens kaum verwendete intramuskuläre Applikation oft nicht vertragen wird, begünstigt die Erprobung und ausgiebige Verwendung des wirksameren Spirocids, obwohl auch das Wismut in dieser Indikation Nützliches leistet.

Zur Behandlung der Säuglingslues werden Spirocidtabletten à 0,01 hergestellt, die in Gläsern zu 50 Stück gepackt sind. Man beginnt mit einer Tablette pro Tag und steigt auf zwei und drei Tabletten, indem auch hier nach einigen (3—4) Spirocidtagen eine 3—4tägige Pause eingeschaltet wird. Die Gesamtdosis einer mehrwöchigen Spirocidkur beträgt etwa 3 Gramm pro Kilo Körpergewicht. Übrigens wurde auch hier von einzelnen Autoren in verschiedener Weise und Höhe dosiert. So gibt Scherber $^1/_4$ der Tabletten à 0,25 (somit pro dosi 0,06) durch 5 Tage und wiederholt den Turnus nach 5tägiger Pause 6—8mal. Auch Klaften, der für eine möglichst intensive Behandlung eintritt, beginnt mit $^1/_4$-Tabletten à 0,25, steigt aber rasch auf 2mal $^1/_4$-Tabletten und gibt von der 2. Woche an 2mal $^1/_2$ Tablette jeden 2. Tag; in summa gibt er 10—15 Gramm. Der Dosierung ist also hier ziemlich weiter Spielraum gelassen und sie richtet sich nach dem Allgemeinzustand des Kindes und der Verträglichkeit des Medikamentes. Vom zweiten Halbjahr wird $^1/_4$—1 Tablette à 0,25 und nach dem ersten Jahr $^1/_2$—1—1$^1/_2$ Tabletten pro Tag gegeben.

Wenn das Mittel in der Regel auch gut vertragen wird, muß natürlich besondere Aufmerksamkeit dem Magendarmkanal gewidmet werden, um auch bei geringeren Störungen mit der Dosis herabzugehen oder die eingeschalteten Pausen zu verlängern.

Nebenerscheinungen und Gefahren der Salvarsanbehandlung.

Eine unerwünschte örtliche Nebenwirkung des Salvarsans sind die Infiltrate, die sich als Folge einer mißlungenen intravenösen Injektion entwickeln, äußerst schmerzhaft sind, eine Bewegungseinschränkung, ja Immobilisierung des benachbarten Gelenkes bedingen und sich nur sehr langsam resorbieren.

Die Therapie besteht bei bereits entwickeltem Infiltrat in der Anwendung feuchtwarmer Verbände mit Burrow, Aqua plumbi und dergleichen. Ferner sind heiße Arm- und Handbäder und Bestrahlungen mit der Solluxlampe nützlich. Unmittelbar nach der mißlungenen Injektion wirkt aber die subkutane Injektion von 10—20 Kubikzentimetern steriler physiologischer Kochsalzlösung in verschiedener Richtung neben die durchstochene Vene eingespritzt. Sie bewirkt nicht nur ein sofortiges Nachlassen oder Schwinden der heftigen brennenden Schmerzen, sondern wirkt auch objektiv günstig, weil das Infiltrat überhaupt nicht oder in wesentlich geringerem Ausmaß zur Entwicklung gelangt.

Nicht wenige Patienten verspüren noch während oder unmittelbar nach der Injektion von Salvarsan einen Geschmack nach Äther im Mund, der gelegentlich bei empfindlichen Personen Brechreiz oder Erbrechen auslöst. Diese Nebenwirkung kann durch das Zergehenlassen eines Mentholbonbons im Munde oder durch das Rauchen einer Zigarette während der Injektion, auch durch starkes Zusammenpressen der Nase während und nach der Injektion gemildert oder aufgehoben werden und wird nur ausnahmsweise so stark in Erscheinung treten, daß man gezwungen wäre, die Kur abzubrechen. Auf alle Fälle empfiehlt es sich aber, das Salvarsan nicht unmittelbar nach dem Essen, sondern erst 2—3 Stunden später zu verabreichen.

Dagegen sind die nun zu besprechenden eigentlichen Nebenerscheinungen von größerer Bedeutung, da einige von ihnen gar nicht selten zur Beobachtung gelangen, andere ernste, ja gefährliche Komplikationen darstellen.

Fieber: Im allgemeinen tritt nach einer Salvarsaninjektion kein Fieber auf und es muß daher als pathologische Reaktion gelten. Für die Bewertung des Fiebers in prognostischer Hinsicht ist vor allem der Zeitpunkt seines Auftretens, zu Beginn oder im weiteren Verlauf einer Injektionsserie, maßgebend. Im Beginn einer Kur sind Temperatursteigerungen nicht selten und es ist namentlich bei frischer sekundärer Lues und bei älteren WaR-positiven Sklerosen fast die Regel, daß nach der ersten und auch zweiten Injektion Fieber oft sogar von beträchtlicher Höhe bis 39^0 und darüber auftritt. In diesen Fällen ist das Fieber nach allgemeiner Auffassung durch das Zugrundegehen von Spirochaeten bedingt, die in dieser Periode der Krankheit den Organismus förmlich überschwemmen, und wird als Jarisch-Herxheimersche Reaktion gedeutet, die, sofern exanthematische Syphiliserscheinungen vorhanden sind, gleichzeitig auch an diesen als hellere Färbung und vermehrte Aussaat wahrnehmbar ist. Die Temperaturen treten einige Stunden nach der Injektion auf und sind in der Regel am andern Tag ganz abgeklungen oder nur mehr leicht erhöht. Um stürmische Reaktionen dieser Art zu vermeiden, wird man die Behandlung nur mit kleinen Salvarsandosen einleiten und bei frischer sekundärer Lues vor der ersten Salvarsaninjektion einige Quecksilber- oder Wismutinjektionen geben. Wiederholen sich die Fiebersteigerungen auch nach den späteren Injektionen oder treten solche erst im Verlauf einer ursprünglich gut vertragenen Salvarsanbehandlung ein, so kann das Fieber nicht mehr durch den Zerfall von Spirochaetenleibern und das Freiwerden von toxischen Substanzen aus diesen erklärt werden, sondern ist dem Salvarsan zur Last zu legen und als Zeichen schlechter Salvarsanverträglichkeit zu werten, wobei oft auch Allgemeinsymptome, Abgeschlagenheit, Unbehagen und Kopfschmerzen bestehen. Nicht selten treten in diesen Fällen nach einer späteren Injektion toxische Erytheme auf, die bei Beobachtung und richtiger Bewertung des Fiebers vermeidbar gewesen wären. Es verdient also das Fieber, das oft als prämonitorisches Symptom anderer Komplikationen auftritt, unter allen Umständen unsere Aufmerksamkeit und muß uns zu besonderer Vorsicht veranlassen, indem wir das Intervall zwischen den Injektionen vergrößern und die Einzeldosis herabsetzen. Manchmal ist auch ein Wechsel des Salvarsanpräparates von Nutzen und das neue Präparat wird reaktionslos vertragen. Schaffen diese Maßnahmen aber keine Abhilfe, dann ist es besser, die Salvarsanbehandlung abzubrechen und erst nach einem längeren Intervall neuerdings zu versuchen.

Erytheme und Dermatitis: Wie nach anderen Medikamenten (Antipyrin, Chinin, Quecksilber u. a. m.), können bei überempfindlichen Personen auch durch Salvarsan toxische Erytheme entstehen. Besondere klinische Charaktere, welche die Diagnose Salvarsanerythem ohne Anamnese zu stellen erlaubten, sind bei ihnen ebensowenig wie bei den toxischen Erythemen anderer Provenienz vorhanden. Sie treten entweder in Form disseminierter Erytheme auf, sehr häufig zuerst an den Streckseiten der oberen Extremitäten ähnlich einem Erythema multiforme, oder sie befallen weiterhin oder auch von Anfang an den übrigen Körper und bilden morbilli- oder skarlatiniforme Exantheme. Viel seltener ist die Entwicklung einer oder weniger scharf begrenzter geröteter Scheiben, die (mitunter) bei erneuter Salvarsanzufuhr in genau derselben Lokalisation wieder auftreten, sog. fixe Salvarsanerytheme. Der Verlauf dieser letzteren ist wohl immer und der der disseminierten Formen in der Mehrzahl der Fälle gutartig, indem sie nach ein- oder mehrtägigem Bestand abblassen und das nicht immer, aber oft vorhandene Fieber schwindet.

Gegenüber diesen passageren Formen nehmen in anderen

Fällen die Entzündungserscheinungen der Haut zu. Durch Vergrößerung und Konfluenz der Erythemflecke sind weite Körperpartien intensiv hell, später livid gerötet. An vielen Stellen, zuerst namentlich an der zarten Haut der Gelenksbeugen und im Gesicht, setzen stürmische Exsudationserscheinungen ein, es entwickeln sich reichlich kleine Bläschen, nach deren Platzen ausgedehnte nässende und verkrustete Partien vorhanden sind, wodurch das Bild einer schweren universellen Dermatitis gegeben ist. Die Salvarsandermatitis stellt ein ernstes Leiden dar, das mit hohem Fieber einhergeht und sich über viele Wochen, ja Monate hinzieht. Vervollständigt wird das klinische Bild durch pyodermatische Erscheinungen, Impetigines, Furunkel, Schweißdrüsenabszesse, die durch Sekundärinfektion von den nässenden Stellen und Rhagaden ihren Ausgang nehmen. Überdies kommt es in vielen Fällen zum Verlust der gesamten Haare, manchmal auch der Nägel, was gleichfalls als Ausdruck der schweren Intoxikation gelten muß. Die Prognose ist zweifelhaft. Wiewohl in der größeren Mehrzahl der Fälle trotz der langen Dauer doch noch Heilung eintritt, so erliegen nicht wenige Kranke einer interkurrenten Pneumonie oder gehen unter septischen Erscheinungen zugrunde.

Der Zeitpunkt des Auftretens der Salvarsanerytheme ist verschieden. Sie können schon nach der ersten oder erst nach späteren Injektionen entstehen. Dasselbe gilt auch von der Salvarsandermatitis, die sich ja aus einem Erythem entwickelt. In der Regel tritt die Salvarsandermatitis in der zweiten Hälfte oder sogar Tage, ja auch 1—2 Wochen nach Beendigung einer Kur auf, so daß sie kaum auf eine a priori vorhandene Idiosynkrasie gegen das Medikament zurückzuführen, sondern eher als Folge einer wenigstens relativen Überdosierung aufzufassen ist. Diese mit Sicherheit zu vermeiden ist schwierig, oft sogar unmöglich, da die Dermatitis, wie gesagt, unvermutet nach einer Serie gut vertragener Injektionen auftreten kann. Oft aber sind doch Anzeichen einer geringeren Verträglichkeit vorhanden, wie Fieber oder vorangegangene Erytheme; sehr häufig geben die Patienten auch an, Jucken nach der Injektion verspürt zu haben, wonach zu fragen man daher nie versäumen soll.

Werden diese Symptome beobachtet, so sind längere Pausen zwischen den Injektionen einzuschalten und nach ihrer Wiederaufnahme ihre Dosierung in vorsichtigster Weise mit der Hälfte oder einem Drittel der ersten Dosis (also mit Neosalvarsan 0,15) zu beginnen. In vielen Fällen wird man durch solch tastendes Vorgehen eine Gewöhnung an das Salvarsan erzielen können und die Genugtuung haben, daß Fiebersteigerungen und Erytheme ausbleiben. Natürlich wird auch das Stadium der Krankheit bei der Frage, ob man überhaupt mit Salvarsan weiter behandeln soll, entscheidend ins Gewicht fallen und der in Aussicht stehende Gewinn, je nachdem ob es sich um einen Abortivfall oder eine alte Lues handelt, gegen die eventuellen Gefahren abzuwägen sein. Als therapeutische Maßnahme bei Erythem reicht meistens die symptomatische Linderung des Juckreizes mit spirituösen Betupfungen und nachfolgender Puderapplikation aus, wozu noch allgemein hygienisch diätetische Vorschriften, Ruhe, Regelung des Stuhlganges usw. kommen. Ist es aber trotz des oben skizzierten prophylaktischen Vorgehens zur Entwicklung einer Dermatitis gekommen, so sind neben diesen und der Regelung der Herztätigkeit als entgiftende Maßnahmen Aderlässe und Kochsalzinfusionen indiziert, vor allem aber intravenöse Injektionen von Natriumthiosulfat. Injiziert wird jeden oder jeden 2. Tag zuerst Natriumthiosulfat 0,2 : Aqua dest. 10,0. Bei den folgenden Injektionen wird dann die Konzentration des Natriumthiosulfats immer um 0,1—0,2 erhöht, bis höchstens 1 : 10 Aqua destillata. Leider stellen sich dieser zweifellos nützlichen Therapie oft dadurch beträchtliche Hindernisse entgegen, als die gerade in den Gelenkbeugen besonders heftige Entzündung der Haut das Auffinden der Venen sehr erschwert, wenn nicht unmöglich macht. Lokaltherapeutisch ist bei vollentwickelter Dermatitis das Wasserbett den feuchten oder Salbenverbänden weit überlegen; dadurch wird dem Patienten nicht nur der quälende Verbandwechsel erspart; die stete Umspülung mit Wasser sorgt auch für eine bessere Reinigung der wunden Stellen, so daß die Stagnation der Sekrete und die Gefahr der Sekundärinfektion sehr herabgemindert wird. In der Tat hat sich die Prognose der Salvarsandermatitis seit Einführung der Wasserbettbehandlung wesentlich gebessert.

Als angioneurotischer Symptomenkomplex wird eine Reihe von plötzlich einsetzenden Erscheinungen bezeichnet, die in unmittelbarem Anschluß oder noch während einer Salvarsaninjektion zur Entwicklung gelangen. Die Patienten verspüren ein plötzliches Hitzegefühl und starken Blutandrang zum Kopf, das Gesicht wird hochrot, der Puls ist beschleunigt, die Venen am Hals treten stark hervor, oft ist auch das Pulsieren der Karotiden deutlich wahrnehmbar, die Atmung ist erschwert. Die Rötung des Gesichts macht rasch einer zyanotischen Verfärbung Platz; oft entwickeln sich Ödeme des Gesichts, der Lider und Lippen, zuweilen auch der Zunge und Epiglottis, wodurch der an sich alarmierende Zustand noch bedrohlicher erscheint. Neben dem Gefühl der Beklommenheit, das kaum je fehlt, kann auch Übelkeit und Erbrechen, von Darmerscheinungen gefolgt, den Anfall einleiten, der übrigens auch nicht immer die volle Höhe zu erreichen braucht, sondern nur angedeutet sein kann. Aber auch starke Anfälle gehen glücklicherweise bald und ohne weitere Folgen vorüber und erstrecken sich nur ausnahmsweise über eine oder mehrere Stunden, ebenso wie auch schwere Kollapse selten sind und über Tod im Anfall nur ganz vereinzelt berichtet wurde.

Therapeutisch kommt bei vollentwickeltem angioneurotischem Anfall vor allem die subkutane Injektion von 0,5—1 Kubikzentimeter einer Adrenalinlösung 1 : 1000 in Betracht, die auch vor der Injektion gegeben den Anfall verhindern oder wesentlich abschwächen kann. Sie sollte von jedem, der mit Salvarsan arbeitet, vorrätig gehalten werden. Bei Kollaps sind Cardiaca in der sonst üblichen Weise zu verabreichen. Ausgehend von der Tatsache, daß auch Kalziumpräparate im Anfall mitunter Nutzen brachten, werden diese auch prophylaktisch zur Lösung des Salvarsans verwendet, z. B. $10^0/_0$ige Lösung von Calcium chloratum, Afenil, Calcium Sandoz, Strontiuran, $10—15^0/_0$ige Traubenzuckerlösung u. dgl. In der Tat gelingt es in vielen Fällen, durch diese Maßnahmen die Toleranz gegen das Salvarsan zu erhöhen und eine Behandlung fortzuführen, die sonst abgebrochen werden müßte. Mitunter reicht es auch aus, die Injektionen besonders langsam auszuführen oder die Lösung reichlich und fortwährend mit aspiriertem Blut zu verdünnen.

Die gefürchtetste, glücklicherweise sehr seltene Nebenerscheinung ist die Encephalitis haemorrhagica oder Purpura cerebri. Wenige Tage, ja sogar Stunden nach einer Salvarsaninjektion leiten Kopfschmerzen, Übelkeit und allgemeines Unbehagen die Krankheit ein. Unter Zunahme der Kopfschmerzen, die eine unerträgliche Heftigkeit erreichen können, tritt motorische Unruhe auf, die sich zu in ihrer Intensität verschiedenen, oft zu stärksten tonischen oder klonischen Krämpfen steigert. Die Pupillen sind erweitert, die Reflexe meistens gesteigert, ebenso die Atemfrequenz, während der Puls zumeist verlangsamt ist. Die Temperatur kann dabei normal sein; häufig allerdings besteht hohes Fieber mit oder ohne einleitende Fröste. Der mitunter schon anfangs psychisch gestörte, leicht verwirrte und desorientierte Patient verfällt in Bewußtlosigkeit und geht nach einem Krankenlager von wenigen Tagen im Koma zugrunde. Nur ganz ausnahmsweise tritt Heilung ein. Die Sektion ergibt neben ödematöser Schwellung des Gehirns zahlreiche punktförmige Blutungen, namentlich in der weißen Substanz, während die Rinde intakt gefunden wird.

Eine endgültige **Erklärung für das Zustandekommen** dieses schweren Krankheitsbildes steht noch aus. Man neigt ziemlich allgemein zur Annahme einer Salvarsanintoxikation, für deren Zustandekommen jedoch ein besonderer angeborener oder durch bakterielle Infektionen oder Gifte erworbener Zustand verminderter Widerstandsfähigkeit der Gefäße die Voraussetzung abgibt.

Im Gegensatz zur Dermatitis, die sich in der Mehrzahl der Fälle in der zweiten Hälfte oder auch erst nach Beendigung einer Kur entwickelt, ist die Encephalitis eine Komplikation, die zu Anfang einer Salvarsanbehandlung entsteht, und zwar selten nach der ersten, in der Regel nach der 2.—4., kaum nach der 5. Injektion auftritt.

Die leider ziemlich ohnmächtige Therapie wird Aderlässe und Kochsalzinfusionen, ferner zur Druckentlastung wiederholte Lumbalpunktionen zu versuchen haben; auch die Trepanation des Schädels kommt aus der gleichen Indikation in Frage. Prophylaktisch wird man wiederholt, nach jeder Injektion auftretende starke **Kopfschmerzen** zu beachten haben.

Ikterus. Wenn auch die Frage nach der Entstehung des sogenannten **Salvarsanikterus** durchaus nicht einheitlich beantwortet und vielfach angenommen wird, daß die Lues selbst beim Zustandekommen des Ikterus eine Rolle spiele, so scheint es doch zweifellos und wird durch das Auftreten eines Ikterus während einer Salvarsankur bei nicht luetischen Individuen erhärtet, daß das Salvarsan als solches zu einer toxischen Schädigung der Leber führen kann. Vielfach wird diese damit erklärt, daß bei der Herstellung des Salvarsans gelegentlich Fehler unterlaufen, so daß einzelne Serien eine erhöhte Toxizität aufweisen. Dafür würde sprechen, daß Ikterusfälle an den einzelnen Behandlungsstellen zeitweise gehäuft auftreten. Daß die Toleranz gegenüber dem Salvarsan auch durch andere Momente sehr wesentlich herabgesetzt werden kann, zeigt das geradezu unheimliche Ansteigen der Zahl der Ikterusfälle in Norddeutschland nach dem Kriege, als die Bevölkerung durch die Hungerjahre geschwächt und herabgekommen war.

Anderseits ist es eine bekannte Tatsache, daß auch die Lues allein nicht gerade selten zu einer Erkrankung der Leber und Ikterus führt, und natürlich kann auch ein Icterus catarrhalis, unabhängig von der Lues und dem Salvarsan interkurrent während einer Salvarsanbehandlung auftreten. Leider sind wir weder durch die klinische Untersuchung noch durch die Untersuchung des Harns oder die verschiedenen Methoden der Leberfunktionsprüfung in der Lage, die Ursachen der Gelbsucht exakt festzustellen, sondern werden uns bei Berücksichtigung aller Begleitumstände nur mit einer gewissen Wahrscheinlichkeit für die eine oder andere Diagnose entscheiden können. Das Vorhandensein oder die anamnestische Angabe von Magendarmstörungen werden im Sinne eines katarrhalischen Ikterus zu deuten sein, während ihr Fehlen und das gleichzeitige Bestehen anderer luetischer Symptome, wie es in der Sekundärperiode die Regel ist, für die luetische Ätiologie spricht. Bei einem während einer Salvarsanbehandlung auftretenden Ikterus ist der Verdacht einer toxischen Leberschädigung gerechtfertigt. Auch bei ihm fehlen Magendarmsymptome.

Der Salvarsanikterus tritt entweder bald nach Beginn und während der Kur auf (Frühikterus) oder er kommt erst Wochen und Monate nach Beendigung einer Kur zur Entwicklung (Spätikterus). Dieser Spätikterus wird im allgemeinen ernster gewertet. Doch sind beide Formen in der überwiegenden Zahl der Fälle gutartig und klingen, ohne eine dauernde Schädigung zu hinterlassen, im Verlaufe einiger Wochen ab. In sehr seltenen Fällen allerdings leitet der Ikterus eine akute gelbe Leberatrophie ein, die eine ungemein ernste, fast immer zum Tode führende Komplikation bedeutet. Auch hinsichtlich dieser neigt die Mehrzahl der Autoren dazu, diese schwere Leberschädigung nicht dem Salvarsan zur Last zu legen, sondern die Lues dafür verantwortlich zu machen, der gegenüber in letzter Zeit auch die Bedeutung der früher ursächlich in Betracht gezogenen Infektionskrankheiten geringer veranschlagt wird.

Wie immer dem sei, darf ein während einer Salvarsanbehandlung auftretender Ikterus nie als belanglos übergangen werden, sondern erfordert größte Vorsicht bei der weiteren Salvarsanbehandlung, die, sofern nicht die luetische Ätiologie des Ikterus sicher oder sehr wahrscheinlich ist, fürs erste wohl am besten ausgesetzt wird. Ganz besondere Vorsicht ist bei Graviden am Platz, die ein nicht unwesentliches Kontingent der berichteten Fälle beistellen.

Es erscheint auch für manche solche Fälle angezeigt, während einer Salvarsankur die Leberfunktion zeitweise durch Harnuntersuchung auf Urobilinogen, sowie in Laboratorien bezüglich Galactosurie und Lävulosurie zu prüfen. Positive Ausfälle fordern zu erhöhter Aufmerksamkeit auf.

Nierenschädigungen durch das Salvarsan sind sehr

selten. Das Salvarsan wird gerade von Nierenkranken viel besser vertragen als Quecksilber oder Wismut. Von geringer Bedeutung ist das Auftreten eines Herpes zoster, der als toxischer Arsen-Zoster zu deuten ist, und der sehr seltenen Arsen-Neuritis. Hingegen beanspruchen eine Reihe von Erscheinungen, die unter dem Namen der Neurorezidive zusammengefaßt werden, aus mancherlei Gründen unser Interesse, wiewohl es sich bei ihnen nicht um eine Salvarsanschädigung im strengen Sinn handelt; sie sind, wenn auch schon früher gelegentlich beobachtet und beschrieben, doch in der Salvarsanära und besonders bald nach Einführung des neuen Mittels in großer Zahl aufgetreten, so daß ihre Besprechung an dieser Stelle gerechtfertigt ist.

Die klinischen Erscheinungen bestehen in Symptomen von seiten der basalen Hirnnerven, von denen nur einer oder auch mehrere zugleich erkrankt sind. So sehen wir Augenmuskellähmungen durch Schädigungen des Abducens und Oculomotorius, ferner Facialisparesen und bei Befallensein des Opticus Neuritis optica. Sehr belastigt werden die Patienten durch das quälende Ohrensausen und allfällige Schwerhörigkeit, die sich bei Akustikus- (Cochlearis-) Schädigung einstellen. Mitunter sind auch nur Kopfschmerzen ohne objektiv nachweisbar klinische Veränderung vorhanden. Das Auftreten dieser Erscheinungen, die, wenn auch selten, doch jederzeit im Verlauf einer Lues zur Entwicklung gelangen können, erfolgt in typischer Weise sechs bis acht Wochen nach Beendigung einer Salvarsanbehandlung bei Fällen des späteren primären oder sekundären Stadiums.

Heftige Kopfschmerzen, die übrigens auch das einzige Symptom sein können, oder eine der erwähnten Nervenerscheinungen, veranlassen die Patienten, ärztliche Hilfe aufzurufen. Die WaR wird in dieser Zeit sehr oft negativ, und auch die Liquorreaktionen können negativ ausfallen, wenn sie auch meistens schon Globulin- und Zellvermehrung erkennen lassen. Späterhin werden WaR und Liquorreaktionen, besonders Globulin und Lymphocytose sogar meistens stark positiv.

Das so frühzeitige Auftreten von Nervensymptomen, noch dazu im Anschluß an eine Behandlung, war in der Tat etwas Ungewöhnliches und veranlaßte einen Widerstreit der Meinungen, indem die einen darin eine toxische Schädigung des Nerven durch das Salvarsan annahmen, andere die Lues selbst dafür verantwortlich machten. Heute ist die Einigung auf einer mittleren Linie erfolgt. Die Veränderungen an den basalen Hirnnerven werden als zirkumskripte luetische Meningitis aufgefaßt, deren Zustandekommen durch die Therapie, namentlich durch eine Salvarsantherapie von zu geringer Intensität (sogenannte „Anbehandlung") begünstigt wird.

Man erklärt sich also das Zustandekommen der Neurorezidive in folgender Weise: Das injizierte Salvarsan gelangt nicht überall zu gleich intensiver Wirkung und Dosen des Medikaments, die ausreichen, die Spirochaeten in der Haut und in den Schleimhäuten oder in anderen gut vaskularisierten Organen weitgehend zu schädigen oder zu zerstören, werden an anderen Stellen, zum Beispiel im Zentralnervensystem, nicht hinreichend wirksam sein, sondern im Gegenteil als Reizdosis wirken, durch die zunächst eine reichliche Spirochaetenvermehrung bewirkt wird (sogenannter Konträreffekt). Vielleicht darf des weiteren auch dem Gedanken Raum gegeben werden, daß durch ein so energisch wirkendes Mittel wie das Salvarsan, das die Hauterscheinungen in kürzester Zeit beseitigt, die sonst in diesen Organen stattfindende Bildung von Schutzstoffen, die den inneren Organen und dem Zentralnervensystem zugute kommen, unterbunden oder gestört wird, so daß diese gegen die Infektion weniger widerstandsfähig werden.

Diese Auffassung der Neurorezidive als luetische Frühmeningitis findet eine Bestätigung in der Tatsache, daß sie durch eine neuerliche antiluetische Kur von entsprechender Intensität zur vollen Ausheilung gebracht werden kann. Am schwersten beeinflußbar sind Cochlearissymptome, die in einzelnen Fällen als Ohrensausen, seltener als Schwerhörigkeit weiterbestehen und nur gebessert, aber nicht vollständig behoben werden können. Der ihre Entwicklung begünstigende Einfluß einer zu geringen Salvarsanbehandlung erhellt daraus, daß die zu Beginn der Salvarsanära so häufigen Neurorezidiven viel seltener geworden sind, seit die in einer Kur verabreichten Gesamtmengen des Mittels wesentlich erhöht werden.

In dieser Erkenntnis liegt somit auch die Prophylaxe der Neurorezidive: Besser kein, als zu wenig Salvarsan, was ı .entlich für jene Phasen der Krankheit gilt, in denen allenthalben im Organismus die reichlichste Spirochaetenvermehrung statthat, also in der späteren Primär- und frühen Sekundärperiode. Auch die Gepflogenheit, in diesen Stadien 6—8 Wochen nach Beendigung der ersten eine zweite Kur folgen zu lassen, hat hierin ihre Begründung.

In neuerer Zeit wird eine Vereinfachung der Salvarsankur durch Injektion von Solusalvarsan zu erzielen gesucht. Das

Solusalvarsan sind gebrauchsfertige Lösungen in Ampullen von 1, 2, 3, 4, 5 und 6 Kubikzentimeter. Die Injektionen werden mit einer langen, dünnen Nadel (die auf ihrer Oberfläche kein Salvarsan enthalten darf!) tief in den Glutäus gemacht, 10 Injektionen für eine Kur, und zwar zwei- bis dreimal wöchentlich eine Injektion. Bei Männern injiziert man einmal 4, viermal 5 und fünfmal 6 Kubikzentimeter; bei Frauen einmal 3, viermal 4 und fünfmal 5 Kubikzentimeter. Die intramuskulären Solusalvarsan-Injektionen sind schmerzlos.

Das Quecksilber.

Das Quecksilber ist das älteste Antisyphilitikum und nimmt auch heute noch einen wichtigen Platz in der Behandlung der Syphilis ein. Der Siegeslauf, den das namentlich in gewissen Stadien der Lues so verblüffend rasch wirkende Salvarsan über die ganze Welt nahm, schien zwar zunächst die Bedeutung des viel langsamer wirkenden Quecksilbers wesentlich herabzusetzen, wenn nicht gar ganz zu tilgen. Doch hat die zunehmende Erfahrung über die Wirkungsweise der einzelnen Medikamente ihre unterschiedlichen Anzeigen kennengelehrt und ihre Verwendungsgebiete abgegrenzt.

Abgesehen von jenen Fällen, in denen das Salvarsan wegen seiner zu energischen oder plötzlichen Wirkung nicht gegeben werden darf oder sonst nicht vertragen wird, besteht heute kein Zweifel darüber, daß vielfach auch eine Salvarsanbehandlung in vorteilhafter Weise durch eine gleichzeitige Quecksilberkur ergänzt wird, so daß namentlich da, wo es auf eine möglichst nachhaltige Wirkung ankommt, die kombinierten Salvarsan-Hg-Kuren angezeigt sind; und somit bilden sie einen wichtigen Bestandteil der heutigen Luestherapie.

Ist der Wirkungsbereich des früher allein herrschenden Quecksilbers durch die Einführung des Salvarsans in der Behandlung der Syphilis naturgemäß eingeengt worden, so darf es noch immer als ein sehr nützliches Mittel gelten, auf welches auch die moderne Syphilistherapie nicht verzichten könnte.

Das Quecksilber wird in Form von Einreibungen, als Injektion und intern verabfolgt. Bei jeder Anwendungsart können gewisse Nebenerscheinungen beobachtet werden, zu deren Vermeidung die Einhaltung gewisser Vorsichtsmaßregeln geboten ist. Vor und während der Behandlung ist der Urin auf Eiweiß und womöglich auch das Harnsediment zu untersuchen, da das Quecksilber gelegentlich Nierenreizungen verursacht und bei bestehender Nierenkrankheit kontraindiziert ist.

Ferner ist während jeder Quecksilberkur auf eine sorgfältige Pflege der Zähne und des Zahnfleisches zu achten. Kariöse Zähne und Zahnsteinauflagerungen begünstigen die Entwicklung einer merkuriellen Stomatitis, einer sehr unerwünschten Komplikation, welche nur zu häufig das Abbrechen einer Behandlung bedingt. Die hochgradige Schwellung des Zahnfleisches sowie die namentlich hinter den letzten Molaren, aber auch sonst, z. B. auf den Zungenrändern auftretenden Ulzerationen, verursachen heftige Schmerzen, welche die Nahrungsaufnahme ungemein erschweren, ja durch Kiefersperre auch unmöglich machen können. Leichte Gingivitis und Salivation hingegen sind kein Grund, das Quecksilber auszusetzen, und gelten namentlich bei Einreibungen als Zeichen energischer Wirkung des Mittels.

Prophylaktisch weisen wir den Patienten an, bei jeder Quecksilberkur nach der täglich dreimal vorzunehmenden Reinigung der Zähne mit Bürste und Zahnpaste das Zahnfleisch innen und außen mit adstringierenden Tinkturen (Tinct. Ratanh. und Tinct. Gallar.) zu pinseln. Bei ausgesprochener Stomatitis mercurialis kommen neben wiederholten Spülungen mit Salbei- oder Kamillentee vor allem Tuschierungen mit Wasserstoffsuperoxyd oder Perhydrol in Betracht. Das Rauchen ist möglichst einzuschränken.

Außer der schon erwähnten Reizwirkung des Quecksilbers auf die Nieren kommt ihm auch eine Wirkung auf den Darm zu, doch ist die Colitis mercurialis eine sehr seltene Nebenerscheinung.

Viel häufiger begegnen wir Hauterscheinungen in Form von toxischen Erythemen und Dermatitiden, die sich recht ähnlich denen nach Salvarsan verhalten. Meistens flüchtiger Natur, können die Erytheme hin und wieder doch in eine universelle Dermatitis oder exfoliierende Erythrodermie übergehen, die eine schwere Krankheit mit zweifelhafter Prognose darstellt. Diese Erscheinungen können bei allen Anwendungsarten des Quecksilbers vorkommen. Bei äußerer Einwirkung jedoch sind die Dermatitiden eher lokalisiert; am häufigsten beobachten wir hier Folliculitiden, welche die Anwendung der Schmierkur bei stärker behaarten Individuen nicht angezeigt erscheinen lassen.

Quecksilbereinreibungen.

Die Einreibungs- oder Schmierkur ist die älteste Methode der Quecksilberanwendung und darf auch heute noch als eine sehr energische und wirksame Art der Behandlung gelten. Weitere Vorzüge bietet sie darin, daß sie für den Patienten ohne jedwede Beschwerden oder Schmerzen durchgeführt wird und bei Intoxikationsanzeichen jederzeit durch ein warmes Bad unterbrochen werden kann. Ihre früher so ausgedehnte Verwendung in der Praxis ist freilich seit Einführung der Injektionsbehandlung stark eingeschränkt worden. Vor allem aus äußeren Gründen, denn die Schwierigkeit einer diskreten Durchführung, die graue Färbung der Haut und die Verunreinigung der Wäsche, ferner auch der für eine richtige Durchführung nötige Zeitaufwand sind Momente, derentwegen sich die Schmierkur bei den Patienten keiner besonderen Beliebtheit erfreut und wenigstens in der ambulatorischen Behandlung fast ganz verdrängt wurde.

Das bei der Schmierkur eingeriebene Quecksilber wird nur zum kleinsten Teil von der Haut aus resorbiert. Vielmehr wird das Quecksilber, das schon bei Körpertemperatur verdampft, mit der Atmungsluft aufgenommen und gelangt von den Lungen, gebunden an das Hämoglobin der roten Blutkörperchen, in den Kreislauf und in die Organe. Die Schmierkur ist also der Hauptsache nach eine Inhalationskur. Dementsprechend können wir sie stärker oder schwächer gestalten, indem wir den Patienten unter Bedingungen bringen, die das Verdampfen des Quecksilbers begünstigen oder verzögern. So wird beispielsweise das Quecksilber rascher und in größerer Menge aufgenommen, wenn sich der Patient nach der Einreibung im geschlossenen Raum aufhält oder gar für einige Stunden ins Bett begibt, als wenn er sich im Freien oder bei offenem Fenster bewegt.

Auf der Inhalationswirkung beruhen auch gewisse Modifikationen der Schmierkur, die darin bestehen, daß der Patient mit Quecksilber imprägnierte Stoffe (Mercolintschurz) oder mit grauer Salbe bestrichene Flanellflecke (nach Welander) am Körper trägt. In früheren Zeiten wurden auch Räucherungen Hg-haltiger Substanzen zu Behandlungszwecken vorgenommen. Alle diese Maßnahmen haben aber wegen zu geringer Wirksamkeit keinen rechten Eingang in die Luestherapie finden können.

Bei Durchführung der Schmierkur benützt man zur Einreibung die graue Salbe, eine Verreibung von einem Teil metallischem Quecksilber mit zwei Teilen Fett. Man verordnet für einen kräftigen Mann 5, für schwächliche Personen und Frauen 4 oder auch nur 3 Gramm für eine Einreibung als sogenannte Schmierkapsel (Rp. Ungt. Hydrargyr. ciner. 5,0; D. ad chart. cerat. tal. dos Nr. XXX; S. Schmierkapsel). Es wird nun täglich eine solche Kapsel turnusweise auf verschiedene Körperregionen aufgetragen, wofür etwa folgendes Schema dienen kann:

1. Tag: Seitenteile beider Unterschenkel.
2. Tag: Innenfläche beider Oberschenkel,
3. Tag: Seitenteile von Brust und Bauch,
4. Tag: beide Ober- und Unterarme mit Aussparung der zarten Haut in den Ellbogenbeugen,
5. Tag: Rücken (durch eine Pflegeperson).

Allenfalls können gewisse Änderungen Platz greifen, indem mangels einer Pflegeperson, die den Rücken einreiben könnte, Brust und Bauch getrennt an verschiedenen Tagen geschmiert werden.

Am 6. Tag nimmt der Patient ein Reinigungsbad und nimmt dann gleich oder erst am nächsten Tag die Einreibungen wieder auf.

Die Schmierkur erfordert, soll sie wirksam sein, eine gewisse Geduld und Ausdauer; denn das Verreiben einer Kapsel, die in kleinen, etwa erbsengroßen Mengen, langsam und unter sanftem Druck mit dem Thenar eingerieben werden soll, beansprucht einen Zeitraum von 20 bis 30 Minuten. Nach einer sorgfältig ausgeführten Einreibung zeigt die Haut eine nur leicht graue Verfärbung und mit einem Tuch sollen nur ganz geringe Salbenmengen weggewischt werden können.

Fünf solche Einreibungen bilden eine sogenannte Tour, und 5—6 Touren, also 25—30 Einreibungen eine Kur, die als vollwertige Quecksilberkur gelten darf.

Stark behaarte Menschen, ferner an einer Hautaffektion (Ekzem, Psoriasis u. dgl.) leidende Kranke eignen sich für diese Behandlungsart weniger.

Auch die zarte kindliche Haut verträgt die Einreibungen weniger gut. Selbstverständlich werden nur geringe Salbenmengen verwendet, 0,5 bei Säuglingen und 1—2 Gramm bei älteren Kindern. Häufiger wird die Einreibung bei Säuglingen durch entsprechend große Flecke grauen Pflasters ersetzt, die auf Brust oder Rücken geklebt und täglich oder jeden zweiten Tag gewechselt werden.

Quecksilberinjektionen.

Für die Quecksilberinjektionen hat sich seit der ersten Injektion des Sublimats in Form der Sternschen Lösung die Zahl der Hg-Injektionspräparate stark vermehrt, und zwar gelangen Salze des Quecksilbers gelöst oder ungelöst zur Verwendung. Beide werden intramuskulär injiziert. Die löslichen Salze werden von der Injektionsstelle rasch resorbiert, dafür aber auch rasch ausgeschieden, so daß sich die Menge des zugeführten und ausgeschiedenen Quecksilbers sehr bald das Gleichgewicht hält und eine Steigerung der Quecksilbermenge im Organismus nicht statthat. Sie entfalten daher zwar eine rasche, aber nur mäßig intensive Wirkung. Sie wurden zu den früher gebräuchlichen Nebenkuren oder zur Einleitung einer Behandlung verwendet, durch welche bestehende infektiöse Symptome beseitigt werden sollen, welcher Indikation aber heute das Salvarsan in viel höherem Maße gerecht wird.

Nachhaltiger wirken die ungelösten Quecksilbersalze, die an der Injektionsstelle zu metallischem Quecksilber reduziert werden und nur langsam zur Resorption gelangen, so daß nach einigen Injektionen die Menge des im Körper zurückgehaltenen Quecksilbers die des ausgeschiedenen übertrifft. Der Patient scheidet noch Wochen nach beendigter Kur Quecksilber aus, woraus erhellt, daß der Organismus tatsächlich durch längere Zeit der Wirkung des Medikaments unterworfen war. Es werden daher die unlöslichen Salze viel häufiger und namentlich da angewendet. wo es darauf ankommt, eine volle Hg-Wirkung zu erzielen.

Unter den löslichen Quecksilberpräparaten ist außer der 1%igen Sublimatlösung vor allem das Hydrargyrum succinimidatum zu nennen (Rp. Hydrargyr. succin. 0,3, Cocain. muriatic. 0,5 Aqu. dest. 30,0; S. Jeden 2. Tag davon 1 Kubikzentimeter zu injizieren). Ferner ist eine große Zahl fabriksmäßig hergestellter Präparate im Handel, wie das Novasurol, Embarin, Modenol, Enesol, von denen jeden 3.—4. Tag eine Originalampulle injiziert wird.

Um einer Schmierkur von 30 Einreibungen gleichwertig zu sein, ist eine große Zahl von Injektionen, etwa 25—30 erforderlich; doch werden die löslichen Präparate eben nur in besonderen Indikationen oder zur Einleitung einer Kur benötigt, so daß in der Regel viel weniger verabfolgt werden.

Das Novasurol wurde auch intravenös gegeben, ohne daß sich diese übrigens nicht ganz ungefährliche Methode eingebürgert hätte.

Von Linser stammt die Methode einzeitiger intravenöser Injektionen von Neosalvarsan und Sublimat. In die mit der Neosalvarsanlösung gefüllte Spritze werden pro Dezigramm Neosalvarsan je 1 Kubikzentimeter einer 1%igen Sublimatlösung aufgezogen, und die schwärzlichgrüne „Lösung", die eigentlich einen Niederschlag von kolloidalem Quecksilber enthält, eingespritzt. Wesentliche Vorteile bietet jedoch diese Behandlung mit der sogenannten „Mischspritze" nicht und hat daher auch keinen allgemeinen Eingang in die Syphilisbehandlung gefunden. Das wichtigste und am meisten gebrauchte der **unlöslichen Quecksilbersalze** ist das **Hydrargyrum salicylicum**, das in 10%iger Emulsion mit Paraffinum liquidum verordnet wird (Rp. Hydrargyr. salicyl. 1,0, Paraffin. liquid. 10,0; steril zur Injektion; vor dem Gebrauch schütteln). Man gibt jeden 5. Tag 1 Kubikzentimeter oder jeden 3.—4. Tag einen halben Kubikzentimeter. 8—10 Kubikzentimeter bilden eine Kur. In gleicher Weise verschrieben und dosiert wird das **Hydrargyrum thymoloaceticum**. Auch das **Calomel** wird in 10%iger Emulsion verordnet, von der zuerst $^1/_4$, weiterhin $^1/_2$ Kubikzentimeter injiziert wird. Eine Kur umfaßt 5—6 Kubikzentimeter davon; es wirkt sehr energisch, führt aber zu stark scherzhaften Infiltration, so daß es heute kaum verwendet wird. Das **graue Öl** (Lang), das namentlich als das Neissersche Mercinol beschwerdelos vertragen wird, ist in seinen Resorptionsverhältnissen ungleichmäßig, so daß nach einer Reihe gut vertragener Injektionen durch plötzlich einsetzende stärkere Resorption ganz unvermutet Hg-Intoxikationserscheinungen auftreten.

Die **Technik der intramuskulären Injektion** ist wichtig. Die Injektion wird am besten an dem auf dem Bauche liegenden Patienten vorgenommen, weil in dieser Lage die Glutäalmuskulatur am leichtesten völlig entspannt wird. Dies ist nicht nur wichtig, um den Einstich möglichst beschwerdelos zu gestalten, sondern auch, um zu vermeiden, daß durch die sich etwa plötzlich kontrahierende Muskulatur die Kanüle abgebrochen werde. Wird am stehenden Patienten injiziert, so ist er zwecks Entspannung des Glutäus anzuweisen, das Bein der betreffenden Seite nur leicht mit der Fußspitze auf den Boden zu setzen und im Knie ein wenig zu beugen.

Für die Wahl der Einstichstelle ist vor allem darauf Bedacht zu nehmen, die Gegend größerer Gefäße und Nerven, besonders also des Ischiadicus, zu vermeiden. Daher injiziere man niemals in die unteren Abschnitte der Glutäen, sondern stets **über einer Linie, die man sich durch die beiden Trochanteren gezogen denkt**, während nach oben zu die Begrenzung des Injektionsterrains durch eine in der Höhe der Steißbeinspitze gelegte Transversale erhalten wird. Ob man in dem dadurch erhaltenen Feld im inneren oder äußeren Quadranten der Glutäalmuskulatur injiziert, ist ziemlich belanglos; bei der überwiegenden Mehrzahl der Patienten macht nach meinen Erfahrungen die Injektion im inneren Quadranten die geringsten Beschwerden, so daß ich stets diesen Platz wähle. In dem beschriebenen Areal werden die Injektionen abwechselnd rechts und links verabfolgt. Viel wichtiger ist es aber, die Injektionen tief in die Muskulatur und nicht in das subkutane Fettgewebe zu geben. Daher soll die verwendete Kanüle 5—6 Zentimeter lang sein. Die Vernachlässigung dieser Vorschrift bedeutet einen nur zu oft begangenen Fehler. Denn zu oberflächlich applizierte Injektionen sind nicht nur subjektiv schmerzhaft, sondern führen außerdem zu derben Infiltraten, die zwar zunächst keine Neigung zur eitrigen Einschmelzung zeigen, aber die Fortführung der Kur in Frage stellen und manchmal noch viele Jahre, ja Jahrzehnte später den Ausgangspunkt sogenannter Fremdkörpertumoren bilden, die zu Nekrosen und Fistelbildungen führen können. Wiewohl eigentlich nur der Stich durch die Haut fühlbar ist und das mehr oder weniger weite Vorschieben der Kanüle vom Patienten gar nicht unterschieden wird, besteht doch eine ausgesprochene Abneigung, ja Angst vor langen Nadeln, die sich vom Patienten auf den Arzt überträgt und diesen nur zu oft veranlaßt, eine kürzere Kanüle zu verwenden, die trotz ihres „harmloseren" Aussehens die obenerwähnten unangenehmen Folgen zeitigt.

Bei der Injektion unlöslicher Salze ist ferner der Gefahr einer Embolie Rechnung zu tragen, die dann gegeben ist, wenn die Injektion in ein zufällig angestochenes Blutgefäß verabfolgt wird. Zur Vermeidung eines solchen Vorkommnisses ist nach dem Einstich die Spritze von der Kanüle abzunehmen und $1/2$—1 Minute zuzuwarten, ob nicht etwa Blut aus der Kanüle austritt. Ist dies der Fall, dann wird die Nadel 1 oder 2 Zentimeter herausgezogen und ihre Spitze in etwas geänderter Richtung neuerdings vorgeschoben und nach der entsprechenden Wartezeit injiziert.

Ist es aber zu eine Embolie gekommen, so ist dies daran kenntlich, daß der Patient sofort nach der Injektion zu hüsteln beginnt. Der oft quälende Hustenreiz persistiert und erst auf eine Morphin- oder Pantoponinjektion tritt Beruhigung ein. Obwohl durch mehrere Tage blutiges Sputum und Atemnot vorhanden sein können, ist die Prognose der gesetzen Embolie so gut wie immer eine günstige.

Innerliche Darreichung.

Die innerliche Darreichung von Quecksilber spielt keine besondere Rolle. Die Wirksamkeit der Hg-Kur per os ist gering und die Verträglichkeit oft keine gute, indem sie recht häufig Magendarmstörungen bedingt. Sie wurde daher nie hoch eingeschätzt und hat an Bedeutung noch weiter verloren, seit es im Spirocid ein sehr brauchbares Mittel zur inneren Luesbehandlung gibt, das das früher namentlich bei kongenitaler Lues intern gegebene Quecksilber nicht nur ersetzt, sondern weit übertrifft. Man gibt das Quecksilber wegen seiner schlechten Verträglichkeit nie auf nüchternen Magen, sondern stets nach den Mahlzeiten in Form von Pulver oder Pillen und verschreibt Calomel (Rp. Calomel. laevig. 0,3, Sacch. lact. 2,0; M. f. pulv. Divid. in dos. Nr. X; S. 3mal täglich 1 Pulver) oder Hydrargyr. jodat. flav. (Rp. Hydrarg. jodat. flav. 0,5, Extr. opii 0,1, Pulv. et Extr. Calami q. sat.; F. pill. Nr. L; S. 2—5 Pillen täglich). Am besten verträglich ist aber Hydrargyrum tannicum (Rp. Hydrarg. tannic. oxydulat. 3,0, Tannin, Sacch. alb. aa 3,0, Opii pulv. 0,3; Div. in dos. Nr. XXX; S. 3 Pulver täglich).

Das Wismut.

Das von Levaditi in die Luestherapie eingeführte Wismut hat sich in kurzer Zeit durchsetzen können und ist nach dem Salvarsan wohl das meistgebrauchte Antisyphilitikum geworden, welches das Quecksilber zwar nicht verdrängt, aber in seiner Anwendungsbreite sehr wesentlich eingeschränkt hat. In seiner Wirksamkeit ist das Wismut dem Quecksilber gleichzusetzen oder übertrifft es sogar um ein geringes, hat aber vor diesem den Vorteil ausgezeichneter Verträglichkeit. Vor allem macht es subjektiv so gut wie keine Beschwerden und auch objektiv sind Intoxikationserscheinungen seltener als nach Quecksilber.

Dessenungeachtet sind auch bei einer Wismutkur gewisse Kautelen zu beobachten, da natürlich auch bei ihr die Möglichkeit des Auftretens von Nebenerscheinungen besteht. Wichtig ist vor allem die Urinkontrolle, da Albuminurien nicht so selten sind und wenn sie auch nach Aussetzen des Wismuts in der Regel rasch zurückgehen, verdienen sie zwecks Vermeidung ernsterer Nierenschädigungen doch volle Aufmerksamkeit. Namentlich das erste Wismutpräparat Levaditis, das Trepol, verursachte sehr häufig Nierenreizungen. Auch während einer Wismutkur ist die Mundpflege sorgfältig durchzuführen, wie sie schon beim Quecksilber beschrieben wurde. Bei den meisten Kranken entwickelt sich eine leichte graue Verfärbung des Zahnfleischrandes, der sogenannte Wismutsaum, der an sich aber noch keinen Grund abgibt, die Kur abzubrechen. Erytheme und Dermatitiden sind auch nach Wismut beschrieben worden, sind aber recht selten.

Unter der angegebenen Menge von Wismutpräparaten ist das Bismogenol (Tosse) das am meisten gebrauchte. Es hat zwar einen etwas geringeren Wismutgehalt als das gleichfalls sehr verwendbare Mesurol (Höchst), ist aber doch von hinreichender Wirksamkeit und wird subjektiv ganz schmerzlos vertragen, was auch von dem schwächeren Bisuspen (Heyden) gilt. Vom Bismogenol und Bisuspen machen 20—25 Kubikzentimeter eine Kur, die in Einzeldosen von einem Kubikzentimeter zweimal wöchentlich oder bei schwer abkömmlichen Patienten auch von 2 Kubikzentimetern einmal wöchentlich intramuskulär injiziert werden. Beim Mesurol sind 10—12 Injektionen zu je einem Kubikzentimeter für eine Kur hinreichend. Auch diese Präparate sind ölige Emulsionen, weshalb bei der Injektion auf die Vermeidung von Embolien zu achten und die beim Quecksilber beschriebene Injektionstechnik zur Anwendung zu bringen ist.

Das Jod.

Das Jod hat ein viel kleineres Anwendungsgebiet als die bisher besprochenen Medikamente. Es kommt ihm weder eine Einwirkung auf die Spirochaeten zu, noch werden Symptome der Frühperiode durch Jod zum Rückgang gebracht. Hingegen werden tertiäre Erscheinungen sowohl an Haut, Schleimhaut und Knochen wie auch an den inneren Organen und am Nervensystem sehr rasch und günstig beeinflußt. Auch bei Schmerzen, die im Verlaufe der Lues bei periostalen und Gelenksaffektionen vorkommen, bei Kopfschmerzen und Neuralgien soll unbedingt Jod gegeben werden, auch in den frühen Perioden der Krankheit.

Man verordnet die altbewährten Jodalkalien, das Jodnatrium oder Jodkalium 10 : 200 Wasser und läßt 2—3 Eßlöffel davon täglich, am besten in Milch, nach den Mahlzeiten nehmen. Auch ein Zusatz von 5 Gramm Antipyrin kann gegeben werden. Ganz zweckmäßig ist es, die Jodkur einschleichend zu beginnen und von einem Kaffeelöffel als Einzelgabe an zu steigen. Man läßt wenigstens 3 Flaschen, also 30 Gramm der Jodalkalien, nehmen, kann aber in hartnäckigen Fällen auch bis zu 100 Gramm (selbst mit Vermehrung der Tagesdosis) gehen. Energischer wirkt das Jodkalium; es wird aber bei Herzkranken zweckmäßig durch das Jodnatrium ersetzt, welches auch seltener Jodismus erzeugt.

Als Nebenerscheinungen der Jodtherapie (Jodismus) sind die katarrhalischen Erscheinungen, besonders der Nasenschleimhaut (Jodschnupfen), der Conjunctiva, seltener anderer Abschnitte der Luftwege zu nennen; ferner an der Haut die sogenannte Jodakne. In geringer Intensität entwickelt bietet der Jodismus noch keinen Grund, die Behandlung abzubrechen, da meistens doch Gewöhnung eintritt. Nur bei Jod-Idiosynkrasie treten schwere Symptome in Form heftiger Durchfälle und Übelkeit, oft mit Fieber, ferner toxische Exantheme der Haut und sehr heftige Schleimhautkatarrhe auf, die ein Abbrechen der Jodkur erheischen, worauf die recht alarmierenden Symptome in der Regel rasch zurückgehen. Bei dem Versuch neuerlicher Joddarreichung, selbst in kleinen Dosen, kommt es zum Wiederauftreten der schweren Intoxikationserscheinungen. Manchmal werden organische Jodpräparate besser vertragen, so das Sajodin, das in Tabletten zu 0,5 und 1,0 Gramm dreimal täglich verordnet wird.

Auch als Injektionen kann das Jod verabfolgt werden und wird oft in Fällen, in denen die innere Darreichung Magenbeschwerden verursacht hatte, in dieser Form gut vertragen. So wird das Jodnatrium in $10^0/_0$iger wäßriger Lösung in der Menge von 10 Kubikzentimetern jeden zweiten oder dritten Tag intravenös injiziert, ebenso das Jodhexarin, von dem pro Dosis 10—20, pro Kur 200—300 Kubikzentimeter gegeben werden. Zur intramuskulären Injektion eignet sich vorzüglich das Endojodin, in Originalampullen zu 2 Kubikzentimetern mit etwas mehr als $10^0/_0$ Jodgehalt, von dem 1—2 Kubikzentimeter jeden oder jeden zweiten Tag injiziert werden. Ferner das Mirion, ein kolloidales Jodpräparat mit $2^0/_0$ und $6^0/_0$ Jodgehalt, das so gut wie nie Jodismus erzeugt. Die volle Einzelgabe beträgt 5, die Gesamtdosis 50—100 Kubikzentimeter; das Mirion hat eine bedeutende Affinität zum syphilitisch veränderten Gewebe, von dem es nach den Untersuchungen von Fröhlich in bedeutenden Massen gespeichert wird und eine intensive Gewebsreaktion daselbst auslöst. Besonders sinnfällig tritt diese in Form starker Jarisch-Herxheimerscher Reaktion an Exanthemen der Sekundärperiode in Erscheinung. In gleicher Weise werden auch bei alten Luesfällen nach Mirion mitunter starke Herdreaktionen beobachtet, zu deren Vermeidung vorsichtige Dosierung und langsames Ansteigen von 1—2 auf 3—4 Kubikzentimeter empfehlenswert ist. Auch die Möglichkeit einer Mobilisierung alter tuberkulöser Herde ist zu berücksichtigen! Das Mirion wirkt nicht nur durch seinen Jodgehalt, sondern entfaltet auch eine unspezifische Reizwirkung, die, wenn es auch so gut wie niemals Fieber verursacht, der Proteinkörperwirkung ähnlich ist. Mirion wird daher zweckmäßig mit Salvarsaninjektionen kombiniert. Ganz strikt ist dies zu fordern, wenn das Mirion, das zufolge seiner Reizwirkung auch in den Frühstadien gegeben werden kann, in Fällen mit floriden Symptomen Anwendung findet, da ihm selbst ja gar keine spirilloziden Eigenschaften innewohnen.

Dekokte.

Die Verabreichung von Dekokten ist eine alte Methode der Syphilisbehandlung, deren Indikationsgebiet heute nur mehr ein sehr eng umschriebenes ist. Doch kommen immer wieder gelegentlich Fälle zur Beobachtung, in denen sie mit Nutzen zur Anwendung gelangen. Das wichtigste unter den zahlreichen früher in Gebrauch stehenden ist das Decoctum Zittmanni, das sich bis heute erhalten hat. Sein Hauptbestandteil ist Sarsaparilla. Es gibt ein Decoctum Zittmanni fortius und mitius, wovon das fortius auch Calomel und Zinnober enthält. Eine spezifische Einwirkung auf luetische Symptome kommt ihm nicht zu. Hingegen entfaltet es namentlich zu Beginn der Kur ausgesprochen purgierende Eigenschaften und führt weiterhin zur Steigerung des Appetits und fördert den Stoffwechsel, so daß eine günstige Wirkung auf den Allgemeinzustand des Patienten unverkennbar ist, der während einer Zittmannkur meistens auch an Gewicht zunimmt. Man wird also diese Kur vor allem bei heruntergekommenen, schwachen oder kachektischen Kranken verordnen, die ja vielfach auch die medikamentösen Antiluetika nicht vertragen und sich namentlich gegenüber dem Quecksilber refraktär verhielten oder danach sogar eine Verschlimmerung ihres Zustandes zeigten. Seit der Einführung des durch seinen Arsengehalt roborierenden Salvarsans sind Fälle dieser Art zwar sehr selten geworden, aber es kommt doch immer wieder einmal vor, daß Fälle, namentlich ulzeröser Frühlues, auch gegen die Salvarsanbehandlung durchaus refraktär sind und erst nach durchgeführter Zittmannkur auf eine andere Therapie ansprechen.

Man verordnet es in der Weise, daß man den Patienten anweist, durch 3—4 Wochen morgens 250—300 Kubikzentimeter des Decoctum Zittmanni fortius warm zu nehmen und dann noch etwa 2 Stunden in warme Decken gehüllt im Bett zu bleiben. Nachmittags wird dieselbe Menge des Decoctum Zittmanni mitius, jedoch kalt genommen.

Von manchen Ärzten wird auch die sogenannte Ricordsche Lösung empfohlen: Hydrarg. bijodat. rubr. 0,10, Kalii jodati 8,0, Solve in Decoct. Sarsaparill. 150,0, Syr. simp. 20,0; S. dreimal täglich 1 Eßlöffel (wenn das Mittel gut vertragen wird, auch öfter als dreimal täglich).

Unspezifische Mittel und Verfahren.

An erster Stelle ist die Malariabehandlung zu nennen, die das wirksamste Mittel dieser Gruppe darstellt. Sie ist vor allem bei jenen Krankheitsformen angezeigt, bei welchen die medikamentösen Antisyphilitika erfahrungsgemäß versagen, also bei Metalues, wo sie namentlich bei der progressiven Paralyse das einzig wirklich aussichtsreiche Verfahren darstellt; bei der Tabes sind die Resultate ja vielfach gute, doch werden manche Symptome, wie Atrophie des Optikus, lanzinierende Schmerzen und Krisen, oft nur wenig oder gar nicht beeinflußt. Ferner sollen die Fälle, die nach dem zweiten Krankheitsjahr positive Liquorreaktionen aufweisen, der Malariatherapie unterzogen werden, die in dieser Indikation gleichfalls Hervorragendes leistet.

Noch nicht abgeschlossen ist die Frage der Malariabehandlung der sekundären Lues, wie sie von Kyrle in großem Maßstab an der Klinik Finger geübt wurde. Die Hoffnung, durch die einmalige kombinierte Neosalvarsan-Malariatherapie die sekundäre Lues zur Ausheilung zu bringen und dadurch den Patienten die chronisch intermittierende Behandlung zu ersparen, hat sich jedoch leider nicht erfüllt, da nicht wenige dieser Fälle an klinischen Rezidiven der Haut- und Schleimhäute erkrankten. Wenn freilich der Frühbehandlung der Lues mit Malaria eine prophylaktische Wirkung zukäme, insofern als derart behandelte Fälle von Paralyse und Tabes freiblieben, so würde sich allerdings eine strikte Indikation auch in dieser Richtung ergeben. Die Beobachtungszeit dieser Fälle ist aber eine noch zu kurze.

Die Impfung des Patienten mit Malaria wird an einer dermatologischen oder psychiatrischen Klinik vorgenommen, wo die Tertiana-Stämme — und nur solche dürfen verwendet werden — in vielen Generationen weitergeimpft vorrätig sind. Es werden 3—5 Kubikzentimeter Blut von einem Patienten mit Impfmalaria sofort nach der Entnahme durch Venenpunktion dem zu Impfenden intravenös oder subkutan eingespritzt. Am Tage der Impfung tritt häufig Fieber auf, das aber nur eine Reaktion auf das fremde Eiweiß ist. Die Inkubation für das eigentliche Malariafieber beträgt 3—5 Tage bei intravenöser, 7—14 Tage bei subkutaner Impfung. Doch kommen auch Abweichungen hiervon vor. Eine Kur sind 8 (10) Malariaanfälle. Danach wird das Fieber durch Chinin abgebrochen, gegen welches die Impfmalaria außerordentlich empfindlich ist.

Die Malariabehandlung muß unbedingt in einem Krankenhaus oder Sanatorium durchgeführt werden, da sie einen schweren Eingriff darstellt. Wird sie auch von der Mehrzahl der Patienten gut vertragen, so ist doch deren ständige Kontrolle und besonders eine sorgfältige Überwachung der Herztätigkeit und des Blutdruckes nötig. Zweckmäßig wird schon von Beginn an das Herz durch Digitalispräparate gekräftigt. Auch in dem anfallsfreien Zwischenraum soll die Bettruhe strenge eingehalten werden, da gelegentlich über Rupturen der fast stets vergrößerten Milz berichtet wurde. Zweckmäßigerweise wird die Malariakur mit Salvarsan kombiniert, entweder derart, daß je drei Gramm Neosalvarsan als Vor- oder als Nachkur gegeben werden. Die meisten Autoren legen auf die Nachkur besonderen Wert, da das Salvarsan auf dem nunmehr umgestimmten Terrain ungleich stärkere Wirksamkeit entfaltet.

Die Malariabehandlung soll nur bei sonst Organgesunden durchgeführt werden. Kontraindiziert ist sie bei dekompensierten Vitien und Myocardschädigungen, ferner bei progredienter Tuberkulose. Auch bei Patienten über 50 Jahren wird die Indikation sorgfältig erwogen werden müssen.

Durch die Malariabehandlung, deren Erfolge die andern Fiebermittel wesentlich übertrifft, wurde das Anwendungsgebiet dieser anderen Mittel stark eingeschränkt. Erscheint aber die Malaria im gegebenen Fall als zu schwerer Eingriff oder ist sie aus äußeren Gründen nicht durchführbar, dann kommen die anderen unspezifischen Mittel in Frage. Dies gilt auch für die Fälle, die früher einmal an Malaria erkrankt gewesen waren oder bereits einmal eine Impfmalaria mitgemacht haben. Hier geht die Impfung überhaupt nicht an oder es kommt zu wenigen (2—4) Anfällen, oft nur mit mäßiger Temperatursteigerung, nach denen das Fieber spontan aufhört.

Außer der Tuberkulinbehandlung stehen verschiedene Vakzinen und Proteinkörper in Gebrauch. Von den Vakzinen wirkt die Typhusvakzine kräftig. Zuverlässige und kräftige Fieberreaktion bewirkt das Pyrifer, ein Impfstoff, der Bakterien der Coligruppe enthält und gleichfalls in abgeteilten Einzeldosen mit steigender Keimzahl ausgegeben wird. Auch hier wird mit Neosalvarsan, unter Umständen auch mit Wismut und mit Quecksilber kombiniert, indem man spezifische und unspezifische Mittel abwechselnd gibt oder nach einer Reihe von Fieberattacken eine antiluetische Kur anschließt.

Den einzelnen Medikamenten, wie wir sie im vorstehenden besprochen haben, kommt nun ein mehr oder weniger bestimmter Platz in der Behandlung der Syphilis zu. Vielfach berühren oder schneiden sich die Kreise ihres Anwendungsgebietes, und so ist es gar nicht selten, ja sogar die Regel, ein Mittel mit einem zweiten zu geben. Die geläufigste Kombination ist wohl die des Salvarsans mit Quecksilber oder mit Wismut. Aber auch das Jod kann gleichzeitig mit einem dieser Medikamente verordnet werden.

Die Art der einzuschlagenden Behandlung und die Höhe der Gesamtdosis der verwendeten Antisyphilitika hängt im wesentlichen von dem Stadium ab, in dem sich die Krankheit befindet, wobei freilich auch der Allgemeinzustand des Patienten oder etwa vorhandene andere Krankheiten eine Kontraindikation gegen das eine oder andere sonst angezeigte Mittel ergeben können. Endlich kann ja auch ein zunächst gut vertragenes Mittel späterhin unangenehme Nebenwirkungen auslösen und deswegen eine Änderung des ursprünglichen Behandlungsplanes nötig machen. Auch die Intensität der Behandlung, was Zahl und Anordnung der Kuren betrifft, wird im allgemeinen vom Alter der Krankheit abhängen, wobei natürlich gleichfalls individuelle Momente weitgehend zu berücksichtigen sind.

Die folgenden Ausführungen, denen naturgemäß etwas Schematisches anhaftet, dürfen daher nur als allgemeine Richtschnur gelten, von der im Einzelfall oft genug abgegangen werden muß.

Therapie der Syphilis.

Die Behandlung der primären Lues.

Statt der noch um die Wende des Jahrhunderts herrschenden Lehre, daß eine antiluetische Behandlung erst nach dem Auftreten des Exanthems, also im Sekundärstadium begonnen werden dürfe, gilt heute die strikte Forderung, daß die Behandlung möglichst frühzeitig einzusetzen habe. Je früher dies geschieht, desto größer sind die Heilungsaussichten; und in den jüngsten Stadien der Krankheit bei Sklerosen mit noch negativem WaR gelingt es durch eine einmalige energische Neosalvarsan-Hg- oder Wismutkur, die Infektion zu kupieren, so daß diese Fälle später klinisch und serologisch frei von Syphilissymptomen bleiben und somit als geheilt gelten dürfen. Die Voraussetzung für das Gelingen dieser sogenannten Abortivkur ist aber, daß die Serumreaktionen nicht nur zu Beginn der Kur negativ sind, sondern auch während der Kur negativ bleiben. Es kommt nämlich vor, daß in Fällen mit noch negativer WaR, die sich aber schon nahe dem Zeitpunkt befinden, an dem die WaR aufzutreten pflegt, der Umschlag ins Positive durch die Behandlung nicht mehr hintangehalten werden kann, ja durch die Behandlung sogar provoziert wird. Erfahrungsgemäß erfolgt dieser Umschlag am häufigsten nach den ersten Salvarsaninjektionen („provokatorische Salvarsaninjektionen"), so daß man, wenn schon nicht die Gelegenheit zu fortlaufender serologischer Kontrolle vorhanden ist, doch wenigstens nach der zweiten oder dritten Neosalvarsaninjektion die Blutuntersuchung wiederholen sollte. In diesen Fällen ist die Behandlung nach den später zu erörternden Gesichtspunkten zu führen. Ist aber die Serumreaktion nicht nur zu Beginn, sondern auch während der Kur negativ geblieben, so darf die Abortivkur als gelungen angesehen werden. Fehlschläge kommen so gut wie nicht vor und werden selbst in den ungünstigsten Statistiken nur mit 2—5% beziffert.

Bei der Abortivbehandlung ist das Hauptgewicht auf das Salvarsan (Neosalvarsan) zu legen, von dem wir 5—6 Gramm als Gesamtdosis geben. Um die Ansiedlung der Spirochaeten möglichst zu verhindern, geht das Bestreben dahin, zu Beginn der Behandlung eine möglichst große Salvarsanmenge zu verabreichen (Ictus immunisatorius). Man beginnt daher in diesen Fällen nicht wie sonst mit kleinen Dosen, sondern injiziert gleich 0,45, bei kräftigen Leuten auch 0,60 und setzt bei den ersten 3—4 Injektionen auch das Intervall zwischen ihnen auf 4, höchstens 5 Tage herab. Die Abortivkur kann als reine Neosalvarsankur geführt werden. Doch haben mannigfache Erfahrungen gelehrt, daß ihre Wirkung eine noch nachhaltigere ist, wenn man kombiniert behandelt. Man gibt also zwischen den Neosalvarsaninjektionen ein unlösliches Hg-Präparat, z. B. 8—10 Injektionen von Hg salicylicum oder 20—25 Bismogenolinjektionen. Nach beendigter Abortivkur bleibt der Patient durch mindestens 2 bis 3 Jahre unter klinischer und serologischer Kontrolle, die im ersten Jahr alle 3—4 Monate, im zweiten Jahr in sechsmonatigem Zwischenraum und wenn möglich auch später noch einmal im Jahr vorgenommen wird.

Manche Autoren lassen auch der Abortivkur nach 6 bis 8 Wochen eine zweite gleich starke Kur folgen.

Die seropositive primäre Lues. Bei Fällen, die bereits mit positiver WaR den Arzt aufsuchen oder zwar ursprünglich noch negativ, während der Behandlung aber positiv wurden, ist eine einmalige Kur nicht ausreichend. Auch hier verabfolgen wir Neosalvarsan mit Hg oder Bi in derselben Dosierung wie bei der Abortivkur, lassen aber unbedingt nach 6—8 Wochen eine zweite und nach weiteren 3 Monaten eine dritte Kur gleicher Stärke folgen, vorausgesetzt, daß die WaR nach der ersten Kur negativ geworden und negativ geblieben ist. Andernfalls müssen weitere Kuren angeschlossen werden. Im allgemeinen sind aber hier schon dieselben Gesichtspunkte maßgebend, wie sie im folgenden Kapitel über die Behandlung der sekundären Lues besprochen werden.

Die Behandlung im Sekundärstadium.

Wie im Primärstadium ist das Streben des Therapeuten auch im Sekundärstadium nicht nur auf die Beseitigung der bestehenden Symptome, sondern auf eine wirkliche Heilung der Krankheit gerichtet, die zu verwirklichen freilich schon ungleich schwieriger ist. Die sekundäre Syphilis wird **chronisch intermittierend** behandelt, d. h. es werden auch nach dem Schwinden vorhandener Symptome und bei negativer WaR eine **Reihe von Kuren** durchgeführt. Dieses Prinzip hat trotz der symptomatisch so ausgezeichneten Wirkung des Salvarsans seine Gültigkeit behalten. Eine noch so energische einmalige Salvarsanbehandlung ist in diesem Stadium der Krankheit unzureichend und vermag es nicht. selbst wenn man ihre Wirkung durch eine angeschlossene Malariabehandlung verstärkt, die sekundäre Syphilis zu heilen.

Durch die **Wiederholung der Kuren** aber gelingt es in der überwiegenden Zahl der Fälle, Rezidive zu verhindern und die serologischen Reaktionen dauernd negativ zu machen. Auch in prophylaktischer Hinsicht messen wir, was das Auftreten späterer Erkrankungen des Nervensystems und innerer Organe betrifft, der **möglichst energischen und ausgiebigen Behandlung im Sekundärstadium den größten Wert bei.**

Die Zahl der nötigen Kuren von vornherein generell festzulegen, ist aus mehrfachen Gründen nicht möglich. Zunächst wird das Alter des Falles das Behandlungsmaß beeinflussen.

Es macht einen sehr wesentlichen Unterschied aus, ob wir einen ganz frischen, 8—10 Wochen alten Sekundärfall, einen 4 bis 5 Monate alten oder gar einen schon dem Rezidivstadium zugehörigen Fall vor uns haben. Der Einfluß der Behandlung auf die Haut- und Schleimhautsymptome wird zwar annähernd gleich schnell in Erscheinung treten; aber die serologischen Reaktionen erweisen sich um so hartnäckiger, je älter der Fall ist, und es ist gar nicht selten, daß wir im Gegensatz zu den jungen Sekundärfällen die WaR auch nach Beendigung der Kur noch positiv finden. Auch etwa auftretende klinische oder serologische Rezidive werden die Indikationen für eine Intensivierung der Behandlung abgeben. Dann aber entfalten die Antisyphilitika nicht in jedem Fall die gleiche Wirkung. Diese dürfen wir nicht etwa einer in vitro gesetzmäßig vor sich gehenden chemischen Reaktion gleichsetzen, sondern haben uns vor Augen zu halten, daß auch die medikamentöse Behandlung der Mitarbeit des Organismus bedarf. dessen spontane Abwehrkräfte, in den einzelnen Fällen bald in reicherem, bald in geringerem Ausmaß vorhanden. einen für den

Erfolg ausschlaggebenden, aber leider zunächst unbekannten Faktor darstellen. Endlich werden auch andere individuelle Momente, wie wir sie eingangs erwähnt haben, von Einfluß auf Art und Zahl der Kuren sein.

Ein für alle Fälle gültiges Schema läßt sich also schwer aufstellen. Als Durchschnittsmaß gelten etwa 4—6 Kuren, und zwar so verteilt, daß im ersten Jahr drei, im zweiten Jahr zwei Kuren, und im dritten Jahr noch eine weitere Kur vorgenommen wird. Ein unbedingt einzuhaltender Grundsatz ist es aber, daß die zweite Kur der ersten möglichst bald, und zwar nach 6, spätestens 8 Wochen folgen soll. Das Intervall zwischen der zweiten und dritten Kur beträgt drei Monate, während die vierte und fünfte Kur nach je 4—6 Wochen folgen soll. Klinische oder serologische Rezidive müssen natürlich eine Verkürzung der angegebenen Behandlungsintervalle bedingen.

Der Art nach sind die angewendeten Kuren kombinierte Neosalvarsan-Wismut- oder Neosalvarsan-Quecksilber-Kuren. Wenn auch die Bedeutung des Neosalvarsans keine so überragende ist wie bei der Abortivkur, so ist es doch das wichtigste Mittel zur Behandlung der sekundären Lues. Die Gesamtdosierung ist bei Männern 5—6 und bei Frauen 4,5 bis 5 Gramm bei den zwei ersten Kuren, bei den späteren bei negativem WaR etwas weniger, etwa 4,5—5 und 3,5—4. Aber auch der gleichzeitigen Verabreichung von Wismut (Bismogenol) oder Quecksilber (Hg salizyl.) legen wir große Bedeutung bei, weil durch sie die Wirkung zweifellos stärker und nachhaltiger wird, und geben sie in der bei der Abortivkur angeführten Menge. Die einzelnen im ganzen gleichbleibenden Behandlungen während des Sekundärstadiums können nun etwas variiert werden, indem man zum Neosalvarsan statt des Wismuts einmal eine Quecksilberkur (etwa eine Schmierkur) durchführen läßt oder die Neosalvarsaninjektionen durch die interne Spiroziddarreichung ersetzt.

Begonnen wird die Behandlung, namentlich wenn es sich um die erste Kur bei einem frischen Sekundärfall handelt, zweckmäßigerweise mit einigen (2—3) Wismut- oder Quecksilberinjektionen, denen man dann die erste Neosalvarsaninjektion, und zwar in kleiner Dosis, folgen läßt; dadurch werden, wie schon mehrfach erwähnt, zu starke Reaktionen (Fieber, Jarisch-Herxheimer), die sich in diesem Stadium häufig auf die erste Salvarsaninjektion einstellen, vermieden.

Bei der sogenannten malignen Lues ist die Behandlung im großen und ganzen dieselbe. Da es sich in diesen Fällen häufig um anämische, heruntergekommene Individuen handelt, werden auch allgemein roborierende Maßnahmen am Platz sein.

Ein refraktäres Verhalten gegen die Therapie, wie es gegenüber dem Quecksilber früher recht häufig vorkam, besteht dem Salvarsan gegenüber sehr viel seltener, kommt aber doch immer wieder einmal vor. Dann empfiehlt es sich, eine Zittmannkur einzuschalten. Auch ein Versuch, den Organismus durch spezifische Vakzination umzustimmen, ist durchaus am Platz. Nach 3—5 intrakutanten Luotestinjektionen führt die Wiederaufnahme der Salvarsanbehandlung mitunter zu einem ganz überraschenden Erfolg.

Ehe wir einen Patienten des Sekundärstadiums, dessen WaR anscheinend dauernd negativ geworden ist, aus der Behandlung entlassen, soll stets auch die Untersuchung des Liquors stattfinden, von deren Ergebnis es abhängt, ob weitere therapeutische Maßnahmen indiziert sind oder ob wir uns nur auf eine zuerst jährlich, später alle zwei Jahre stattfindende klinische und serologische Untersuchung beschränken.

Die Behandlung im Tertiärstadium.

Das Prinzip unserer Behandlung ist im Tertiärstadium ein anderes wie im Sekundärstadium. Das zunächst angestrebte Ziel ist auch hier die Beseitigung der klinischen Symptome, die weniger wegen ihrer im Spätstadium ja geringen Infektiosität als ob ihrer oft rasch fortschreitenden, zerstörenden Tendenz zu dauernden und je nach ihrem Sitz mehr oder weniger bedeutungsvollen Defekten führen. In der Regel gelingt dies nicht allzu schwer, da sowohl Salvarsan wie Hg und Bi, zu denen im Tertärstadium als weiteres Heilmittel das Jod tritt, prompt wirken.

Aber darüber hinaus eine systematische Behandlung, aus einer Serie von Kuren zu bestimmten Terminen bestehend, zu führen, wie wir es im Sekundärstadium angezeigt halten, ist bei der tertiären Lues nicht angängig. Zwar werden wir, um den auch hier nicht auszuschließenden Rezidiven vorzubeugen, unter Umständen eine zweite Kur im Intervall von Monaten anschließen. Aber schon die Tatsache, daß die serologischen Reaktionen oft und sogar nach sehr energischer Behandlung nicht mehr negativ werden oder, sofern dies der Fall, bald wieder ins Positive umschlagen, läßt Zweifel an der Berechtigung einer wiederholten Behandlung aufkommen. Berücksichtigen wir des weiteren, daß viele Patienten nach überstandenen Tertiärsymptomen trotz positiver WaR bis ins hohe Alter von weiteren luetischen Symptomen freibleiben, daß auch allenfalls und gar nicht selten vorhandene Liquorveränderungen in diesem Stadium Neigung zu spontaner Rückbildung zeigen oder auch folgenlos persistieren können und selbst Ausfallserscheinungen am Nervensystem stationär bleiben und nicht progressiv werden, so ergibt sich zwanglos der Schluß, daß die Behandlung der Tertiärlues der Hauptsache nach eine symptomatische ist. Dies gilt auch hinsichtlich der Intensität der Behandlung. Der gewünschte Effekt ist mit einer Bismogenol- oder Schmierkur in der Mehrzahl der Fälle zu erreichen und diese kombinieren wir mit Joddarreichung oder lassen nach beendigter Behandlung eine Jodkur folgen und wiederholen diese Jodkur ein- oder mehrmals. Salvarsan, das auch in diesem Stadium vorzüglich wirkt, ist vor allem dann angezeigt, wenn wir einem rasch fortschreitenden Gewebszerfall möglichst rasch Einhalt gebieten wollen. Zur Vermeidung stärkerer Reaktionen ist Beginn mit kleinen Dosen angezeigt und auch die Gesamtmenge ist wesentlich kleiner als die im Sekundärstadium verabfolgte, sie beträgt etwa 3,0 bis höchstens 4 Gramm.

Ganz besonders haben wir darauf bei der Aortitis syphilitica zu achten, deren Behandlung zu den schwierigsten Kapiteln der Syphilistherapie zählt. Wenn auch eine Restitutio ad integrum kaum zu erwarten ist, da Infiltrate der Media meistens nur mit Schwielenbildung zur Ausheilung kommen, die namentlich bei Sitz an den Coronarostien verhängnisvoll werden können, so ist es doch als ein gewisser Erfolg zu buchen, wenn in vielen Fällen dem Weiterschreiten des Prozesses Einhalt geboten werden kann. Der Wert spezifischer Kuren wird daher allgemein anerkannt, diese selbst allerdings in verschiedener Weise durchgeführt. Manche Autoren empfehlen reine Bismogenol- oder Quecksilberkuren in Kombination mit Jodnatrium, andere bevorzugen das Neosalvarsan oder Spirocid oder kombinieren die Mittel. Volle Übereinstimmung herrscht aber darin, daß die Behandlung unter allen Umständen mit äußerster Vorsicht geführt werden muß. Stärkere Reaktionen sollen bei dem Sitz der Krankheitsherde in funktionell hochwertigem Gewebe unbedingt vermieden werden. Daher wird die Behandlung und ganz besonders die Neosalvarsanbehandlung nur mit kleinen Dosen begonnen. Vom Neosalvarsan geben wir als erste Injektion 0,05—0,075 und steigen dann nach 8—10 (14) Tagen auf 0,15 und erst nach weiteren 2—3 Injektionen im gleichen Intervall auf 0,3, das wir nicht überschreiten. Auf diese Weise gelingt es in der Regel, die beabsichtigte Gesamtmenge von 3—4 Gramm ohne Störung zu verabfolgen. Vielfach wird auch eine Vorbehandlung mit einigen Bismogenol-

oder Hg-Injektionen empfohlen, an welche die Neosalvarsanbehandlung angeschlossen wird.

Noch schwieriger ist die Behandlung der Mesaortitis im Stadium der Dekompensation. Entgegen der bisherigen Anschauung, daß in diesen Fällen eine spezifische Behandlung nicht angezeigt sei, hält Hermann Schlesinger den Wert einer solchen Behandlung auch hierfür erwiesen. Nach einer rein medikamentösen Herztherapie gibt er bei gutem Zustand der Nieren jeden dritten Tag 2 Kubikzentimeter Salyrgan intravenös oder intramuskulär und an den Zwischentagen zuerst 0,5 und später 1,0 Gramm Jodnatrium intravenös (oder 1—2 Gramm per os). Bei Nierenstörungen nur letzteres. Nimmt unter dieser Behandlung die Harnmenge zu und sind nur mehr geringe Ödem vorhanden, so folgen 5—8 Bismogenolinjektionen, worauf Spirozid gegeben wird. Beginn mit einer halben Tablette, die durch 3 Tage genommen wird; hierauf dreitägige Pause, danach wieder Spirozid durch 3 Tage eine Tablette. Diese Zyklen werden fortgesetzt, bis die volle Dosis von 3 Tabletten pro Tag erreicht ist. Im ganzen werden 30 Tabletten gegeben.

Das Spirozid kann auch bei anderen Formen des Spätstadiums statt des Salvarsans gegeben werden und wird beispielsweise von Oppenheim bei Schleimhautgummen besonders empfohlen.

Bei der Aortitis wie überhaupt im tertiären Stadium tritt die serologische Kontrolle gegenüber der klinischen Weiterbeobachtung an Bedeutung zurück.

Die Behandlung im Stadium der Latenz.

Bei Fehlen von klinischen Symptomen wird in der Regel, wenn auch durchaus nicht immer, der Ausfall der WaR für eine allenfalls einzuschlagende Behandlung maßgebend sein. Der WaR kommt verschiedene Wertigkeit zu und diese wird endgültig erst durch einen weiteren Faktor. nämlich das Alter der Krankheit bestimmt.

Über die Bedeutung der WaR für die Therapie der Früh- und Spätlatenzperiode wurde das meiste bereits gesagt (Bedeutung der WaR für Therapie und Prognose). Hier sei ergänzend darauf hingewiesen, daß man in den früheren Krankheitsjahren prinzipiell stets versuchen soll, eine positive Reaktion negativ zu machen und daß — ebenfalls nur im allgemeinen — eine mit positiver Reaktion begonnene Kur, wenn sie die Reaktion negativ gemacht hat. stets noch von 1—2 Sicherheitskuren in nicht allzu langen Intervallen gefolgt sein soll. Daß und warum ein positiver Liquor zu recht energischem Vorgehen (Kombination mit Vakzinen, auch Malaria) auffordert, wurde ebenfalls schon früher gesagt. In der Spätlatenz wird man eine negative WaR — bei genauer klinischer, serologischer und Liquorkontrolle — in Ruhe lassen; eine isolierte positive WaR aber — beim sonst Gesunden — wird, falls 1—3 Kuren keinen Umschlag bringen, ebenfalls nicht weiter behandelt, um so weniger, je älter Krankheit und Patient sind. (Nonne spricht von einem Schönheitsfehler des Blutes.) Die Liquorkontrolle ist natürlich notwendig. Bezüglich eines therapierefraktären „alten" Liquors ohne klinisch nervöse Symptome gilt Ähnliches. Die Gefahr einer noch kommenden Metalues nimmt von einem gewissen Zeitpunkt an ab und es kommen daher, wenn überhaupt, nur milde Kuren in Betracht, bei denen wir neben Quecksilber oder Wismut hauptsächlich Jod verordnen. Alter und Kräftezustand des Patienten sind in ganz besonderem Maße zu berücksichtigen. Wie in jedem Luesfall soll auch in diesem Stadium von Zeit zu Zeit eine klinische Untersuchung stattfinden.

Ganz im Gegensatz zum Verhalten des Sekundärluetikers, der unsere Ratschläge nur zu häufig nicht oder höchst mangelhaft befolgt, begegnen wir in den Spätstadien oft dem lebhaften Wunsch, immer wieder und intensiv behandelt zu werden, namentlich wenn eine positive WaR den Patienten beunruhigt. Außer einer oder der andern milden Kur, die wir Trostes halber durchführen, haben wir hier die Verpflichtung, den Patienten psychisch zu stützen, indem wir darauf hinweisen, daß die positive Reaktion in dem besonderen Falle nicht mehr als Krankheitszeichen anzusehen ist, sondern nur anzeigt, daß der Organismus gezwungen war, Schutz- oder Abwehrstoffe gegen die Krankheit zu bilden.

Die Behandlung der Lues des Nervensystems.

Die Lues cerebrospinalis ist sowohl in ihrer arteriitischen wie in der gummösen Form durch die medikamentösen Antisyphilitika in der Regel gut zu beeinflussen. Es können reine Wismutund Quecksilberkuren verordnet werden, Hg besonders in Form von Einreibungen. In der Mehrzahl der Fälle wird man aber, da eine energische Wirkung erwünscht ist, auf das Neosalvarsan nicht verzichten, sondern dieses mit Hg oder Bi kombinieren, etwa derart, daß 4,0—4,5 Gramm Neosalvarsan und 30 Einreibungen oder 15—20 Bismogenolinjektionen verabfolgt werden. Selbstverständlich hat mit Rücksicht auf den Sitz der Krankheitsherde in lebenswichtigen Organen die Behandlung besonders im Beginn so geführt zu werden, daß stärkere Reaktionen (Jarisch-Herxheimer) vermieden werden. Danach wird eine Jodkur von mehrwöchiger Dauer angeschlossen. Zur Vermeidung von Rezidiven ist es empfehlenswert, die Behandlung nach $^1/_2$—1 Jahr ein oder mehrmals zu wiederholen, wofür neben dem klinischen Befund auch das Ergebnis der Liquorkontrolle Anhaltspunkte liefert. In manchen Fällen, vor allem bei jungen Leuten, kommt auch die Malariabehandlung in Betracht.

Von den metaluetischen Prozessen ist die progressive Paralyse ehestens der Anstaltsbehandlung zuzuführen. Die medikamentöse Behandlung ist ohne jede Aussicht auf Erfolg und die Malaria als das einzig aussichtsreiche Verfahren strikte indiziert. Hingegen kommt man nicht selten in die Lage, eine Tabes behandeln zu müssen, und ist dadurch vor eine ungemein heikle Aufgabe gestellt. Das Wechselvolle im klinischen Bild, in dem bald dieses, bald jenes Symptom im Vordergrund steht, und die verschiedenartige Entwicklung der Krankheit, die bald abortiv und stationär bleibt, während sie in anderen Fällen in rascher oder langsamer Progredienz zu dauerndem Siechtum führt, lassen eine bündige Beantwortung der Frage, ob und wie behandelt werden soll, nicht zu. Auch die Erfolge der bei der Paralyse souveränen Malariatherapie sind bei Tabes viel weniger konstant. Die Schwierigkeit wird weiters dadurch vergrößert, daß in manchen Fällen die Therapie ausgesprochen ungünstig auf den Krankheitsverlauf einwirkt. So warnen die Ophthalmologen direkt vor spezifischer Behandlung bei Optikusatrophie und auch andere Symptome erfahren gelegentlich unter der Behandlung eine Verschlimmerung. In anderen Fällen ist die Behandlung aber von unzweifelhaftem Nutzen, der Krankheitsprozeß verliert seinen progredienen Charakter, bleibt stationär oder erfährt sogar eine teilweise Rückbildung, so daß die Mehrzahl der Autoren dafür eintritt, doch auch bei der Tabes wenigstens den Versuch mit einem der zahlreichen Behandlungsverfahren zu machen. Unbehandelt bleiben am besten stationäre Fälle von oligosymptomatischer Tabes, bei denen auch ein negativer Liquorbefund auf einen Stillstand des Prozesses hinweist. In den anderen Fällen soll nach Wagner-Jauregg eine spezifische Behandlung mit Salvarsan und Wismut namentlich dann statthaben, wenn bisher nicht oder nur ungenügend behandelt worden war. Eine verstärkende Wirkung kann auch hier durch unspezifische Faktoren in Form der verschiedenen Arten der Reiztherapie (Typhusvakzine, Pyrifer, Dephagin) erreicht werden. Eine gewisse Reizwirkung übt auch das innerlich zu nehmende „Neurosmon" (Promonta), das von Bier in die Therapie eingeführt wurde. Es besteht aus Eiweiß und

Lipoidgruppen des Zentralnervensystems und der Keimdrüsen, ist also ein hormonales Präparat, durch welches die Ergänzung trophischer Gewebsdefekte angeregt und begünstigt werden soll, wobei im Neurosmon „stark" als Reizmittel etwas Strychnin enthalten ist, das aber im Neurosmon „schwach" fehlt. Die beiden Präparate werden in leicht steigender Dosis durch etwa 10—12 oder mehr Wochen abwechselnd genommen, wie es aus der den Präparaten beigelegten Gebrauchsanweisung gut ersichtlich ist (bis zu 6 Tabletten täglich). Gelingt es durch diese Art der Behandlung nicht, dem Fortschreiten des Prozesses Einhalt zu tun, was sich meistens auch in stark positivem Ausfall der Liquorreaktion kundtut, so ist als das am stärksten wirksame Verfahren der Malariabehandlung in Anwendung zu bringen, die auch hier einen vollen Erfolg zeitigen kann, wenn auch ihre Wirkung bei Tabes nicht so regelmäßig eintritt wie bei der Paralyse.

Von größerer Wichtigkeit als sonstwo auf dem Gebiete der Syphilistherapie sind bei der Tabes aber Vorschriften allgemein hygienisch-diätetischer Art, welche die Lebensweise des Kranken regeln und für die Fernhaltung gewisser Reize sorgen, denen Wagner-Jauregg eine wichtige Rolle für das Zustandekommen der lanzinierenden Schmerzen und gastrischen Krisen beimißt und die er in meteorologische, alimentäre (besonders zuckerreiche Ernährung, Obstipation usw.) und infektiös-toxische einteilt.

Die Behandlung der Lues congenita.

Die Behandlungsprinzipien, wie sie für die erworbene Syphilis besprochen wurden, sind im allgemeinen auch für die Lues congenita geltend, deren klinische Symptome ja gleichfalls in solche der Früh- und Spätperiode eingeteilt werden, also dem sekundären und tertiären Stadium der erworbenen Lues entsprechen.

Die wichtigste Aufgabe unter den vielen Formen der kongenitalen Lues fällt der Behandlung der Säuglingslues zu. Bei Neugeborenen, die klinische Syphilissymptome oder auch nur eine positive WaR aufweisen, ist die Behandlung sofort aufzunehmen und chronisch intermittierend durch 2 oder 3 Jahre fortzuführen. Denn wie bei der sekundären Syphilis sind auch hier die Aussichten günstig und um so günstiger, je später im intrauterinen Leben die Infektion des Fötus erfolgt ist. Durch eine intensive und entsprechend lange fortgesetzte Therapie kann man die Krankheit zur Ausheilung bringen und damit dem Auftreten späterer tertiärer oder metaluetischer Erkrankung vorbeugen. Zur Verwendung gelangen Salvarsan, Quecksilber und Wismut. Um eine möglichst nachhaltige Wirkung zu erzielen, behandeln wir auch hier möglichst mit kombinierten Kuren, indem wir außer dem Salvarsan Hg in Form von Einreibungen oder Bismogenolinjektionen geben.

An der Kinderklinik Hamburgers in Wien wird die Neosalvarsan-Schmierkur folgendermaßen durchgeführt. Vom Neosalvarsan wird als erste Injektion 0,005 pro Kilo Körpergewicht injiziert, später in wöchentlichen Intervallen 0,015 pro Kilo. Auf die Neosalvarsaninjektionen folgen durch 4 Tage Einreibungen mit je 0,5 Gramm 10%iger grauer Salbe. Dann zwei Tage Pause, worauf dieser Zyklus durch 10—12 Wochen wiederholt wird. 4—6 Wochen darnach wird neuerlich in derselben Weise behandelt und auch bei bereits negativen WaR noch mindestens 2 weitere Kuren angeschlossen.

Etwas anderes und hinsichtlich der Dosierung des Neosalvarsans energischer ist das Schema E. Müllers. Die Kur umfaßt gleichfalls einen Zeitraum von 12 Wochen. Die 1., 2., 5., 6., 9. und 10. Woche werden täglich Einreibungen mit 0,1 Gramm grauer Salbe vorgenommen. In der 3. Woche werden 2 Neosalvarsaninjektionen zu 0,015 pro Kilo Körpergewicht gegeben, in der 4., 7., 8., 11., und 12. Woche je 2 Injektionen zu 0,03 pro Kilo Körpergewicht.

Klaften kombiniert Bismogenol und Neosalvarsan in folgender Weise. In der 1. Woche werden 2 Bismogenolinjektionen zu 0,1 und 0,2 Kubikzentimeter injiziert, in der 2. Woche Bismogenol 0,2 und Neosalvarsan 0,015 pro Kilo Körpergewicht; weiterhin werden in der 3.—12. (13.) Woche je eine Bismogenolinjektion à 0,2 und Neosalvarsan 0,03 pro Kilo injiziert.

Da bei Säuglingen die intravenöse Injektion manchmal schwierig, ja unmöglich ist, kann das Neosalvarsan durch das Myosalvarsan oder Solusalvarsan, das in derselben Weise dosiert wird, ersetzt werden. Übrigens vertragen Säuglinge auch intramuskuläre Neosalvarsaninjektionen gut.

Ganz besonders aber eignet sich zur Behandlung der Säuglingslues das Spirocid. Es wird wie beim Erwachsenen in Zyklen gegeben, die in verschiedener Weise variiert werden können. Als Einzeldosis wird $^1/_4$ einer Tablette zu 0,25 täglich durch 5 Tage gegeben, worauf eine 5tägige Pause folgt (Scherber); dieser Zyklus wird bis zu einer Gesamtdosis von 6—8, ja auch 10 Tabletten (1,5—2,5 Gramm Spirocid) wiederholt. Bei guter Verträglichkeit von Seite des Magendarmes kann die Tagesdosis auch auf 2mal $^1/_4$ Tablette gesteigert werden, ja Klaften gibt sogar 2mal $^1/_2$ Tablette mit eintägiger Pause durch etwa 3 Monate. Für die

Kinderpraxis werden auch Tabletten zu 0,01 hergestellt, von denen jeweils durch 4 Tage 1, 2, 3, 4 Tabletten à 0,01 verordnet werden und darnach immer eine 3tägige Pause eingestellt wird; nach 2wöchiger Pause Wiederholung des Turnus bis zur Gesamtdosis von 0,3 Gramm Spirocid pro Kilo Körpergewicht. Im spirozidfreien Intervall wird gegebenenfalls eine Schmierkur durchgeführt.

Neben der spezifischen Behandlung wird gerade bei Säuglingen, die durch die Lues in ihrem Allgemeinbefinden viel stärker in Mitleidenschaft gezogen sind als Erwachsene — haben wir es doch vielfach mit frühgeborenen, wenig lebensfähigen Individuen zu tun — für eine sorgfältige Ernährung und Wartung gesorgt werden müssen. Da schon bei gesunden Neugeborenen die Ernährung durch die Mutter der künstlichen unbedingt vorzuziehen ist, gilt dies noch viel mehr für kongenitalluetische Säuglinge. Wenn irgend möglich, sollen diese von ihren Müttern gestillt werden, da sich die Ernährung durch eine gesunde Amme mit Rücksicht auf die Gefährdung dieser verbietet.

Schwieriger gestaltet sich die Beantwortung der auch heute noch strittigen Frage, ob eine syphilitische Mutter ihr wirklich oder anscheinend gesundes Kind stillen darf. Der früher allgemein verneinende Standpunkt wird heute nicht mehr ungeteilt eingenommen. Viele Autoren schätzen die Gefahr einer Übertragung durch die Milch geringer ein als die Nachteile künstlicher Ernährung und sind geneigt, einer Frau, sofern sie keine klinischen Symptome zeigt, das Stillen ihres Kindes zu gestatten, und empfehlen in diesen Fällen, das Kind einer prophylaktischen Sicherheitskur mit Spirocid zu unterziehen (Hamburger).

Damit kommen wir auf die Prophylaxe der kongenitalen Lues überhaupt zu sprechen. Diese besteht in erster Linie in der Behandlung der Frauen (Mütter) während der Gravidität. Der Wert der prophylaktischen Kur, der schon den alten Syphilidologen bekannt war, wird in nachdrücklicher Weise durch die Tatsache erhärtet, daß luetische Frauen, die schon viele Abortus, Früh- und Totgeburten mitgemacht hatten, erst nach der Einleitung einer antiluetischen Behandlung reife, ja gesunde Kinder zur Welt brachten. Die Intensivierung der Therapie seit Einführung des Salvarsans hat die Aussichten, ein gesundes Kind zu erzielen, noch wesentlich gebessert, so daß eine strikte Anzeige besteht, bei einer luetischen Gravida sofort eine energische antiluetische Behandlung einzuleiten. Fällt diese schon in die ersten Wochen der Gravidität, so ist es unbedingt zu empfehlen, gegen Ende der Gravidität, also zwischen 6. und 8. Monat, eine neuerliche Behandlung vorzunehmen, um den Übergang von Spirochaeten von der Mutter auf das Kind möglichst zu verhüten. Diese Kuren sollen aber möglichst energisch geführt werden, wobei allerdings mit Rücksicht auf die Labilität des graviden Organismus und seine Empfindlichkeit gegenüber Giften die allgemeinen Vorsichtsmaßregeln genau einzuhalten und sind namentlich die in diesen Fällen oft geringe Verträglichkeit des Salvarsans Berücksichtigung finden muß. Daher vor allem Vorsicht in der Dosierung des Salvarsans, von welchem wir nur kleine Einzelgaben verabfolgen, wodurch die erstrebte Höhe der Gesamtdosis am ehesten doch erreicht werden kann.

Der zweite Punkt der Prophylaxe der Säuglingslues betrifft die Frage, ob Kinder von syphilitischen Müttern, die reif und ohne klinische Zeichen von Lues zur Welt kommen und negative WaR aufweisen, also wirklich oder doch anscheinend gesund sind, einer Behandlung unterzogen werden sollen. Ihre Beantwortung ist nicht in so bündiger Weise gegeben wie die Frage der Behandlung während der Gravidität. Außer den medizinischen Gesichtspunkten, die allein maßgeblich sein sollten, machen sich in der Praxis gerade in dieser Frage oft verschiedene Momente (wie die Sorge der Geheimhaltung der Behandlung vor Wartepersonal und Verwandten u. a.) in hemmender Weise geltend. Aber auch bei rein sachlicher Erwägung wird die Entscheidung manchmal nicht leicht fallen, da naturgemäß der Entschluß zu einer Behandlung eines scheinbar oder sogar wahrscheinlich gesunden Wesens auf gewisse innere Widerstände stößt. Große Bedeutung kommt hier dem Alter der mütterlichen Lues und dem Ausmaß der allfälligen vorangegangenen Behandlungen zu. Endlich und ganz besonders wird auch der Ausfall etwaiger früherer Schwangerschaften und das Schicksal der Kinder einen Wegweiser abgeben können. Bei dem wechselvollen Verlauf, den die Lues auch hinsichtlich ihrer Auswirkungen auf die Nachkommenschaft zeigt, indem zwischen kranken ein gesundes Kind zur Welt kommen kann oder umgekehrt, scheint es hier eher angezeigt, sich lieber von übergroßer Vorsicht als von Vertrauensseligkeit leiten zu lassen. Da es feststeht, daß wie bei der akquirierten Lues der Wert einer Kur und der durch sie erreichbare Erfolg auch hier um so größer ist, je frühzeitiger mit der Behandlung begonnen wird, erscheint der Standpunkt, auch anscheinend gesunde Säuglinge einer Behandlung zu unterziehen, durchaus gerechtfertigt. Natürlich werden auch bei allgemeiner Durchführung dieser Präventivbehandlung eine größere oder kleinere Anzahl wirklich gesunder, also nicht behandlungsbedürftiger Kinder unnötigerweise behandelt, was dem ärztlichen Empfinden zuwiderläuft. Allerdings wir bei entsprechender, sachkundiger Führung der Behandlung dem gesunden Kind durch die Behandlung aller Voraussicht nach kein Schaden erwachsen, während auf der anderen Seite die Aussicht, die Lues in ihren Anfängen zu kupieren, einen nicht hoch genug zu veranschlagenden Gewinn bedeutet. Gerade die Unmöglichkeit, das „anscheinend" und „wirklich" gesund zu unterscheiden und die Berücksichtigung des Wertes einer frühzeitig einsetzenden Behandlung sind Argumente, die in dieser strittigen Frage zugunsten der präventiven Behandlung sprechen.

Für die übrigen Fälle kongenitaler Lues, die erst in einer späteren Lebensperiode erkannt werden, richtet sich das therapeutische Vorgehen, sofern als Symptome vorhanden sind, nach den für das sekundäre und tertiäre Stadium der akquierierten Lues gegebenen Richtlinien. Ebenso wird in der Latenz der Ausfall der WaR und der Liquoruntersuchung und deren Bewertung als Anzeige für unser therapeutisches Vorgehen nach denselben Gesichtspunkten wie bei der erworbenen Syphilis erfolgen. Dies gilt auch für die juvenile Tabes und Paralyse. In Anbetracht der Tatsache, daß wir es vielfach mit veralteten Fällen zu tun haben, werden die erzielbaren Erfolge oft nur recht bescheidene sein. Die therapeutisch nur schwer beeinflußbare Keratitis parenchymatosa sowie die Labyrintherkrankungen gehören in das Gebiet der betreffenden Fachdisziplinen. Gegen die große Zahl somatischer und psychischer Anomalien bei kongenitalen Luesfällen, die nicht als spezifisch luetische Symptome, sondern vielmehr als toxische Schädigungen des Keimplasmas zu werten sind, ist naturgemäß die antiluetische Behandlung machtlos.

Die örtliche Behandlung der einzelnen Syphilissymptome.

Gegenüber der Allgemeinbehandlung, die in der Regel auf die verschiedenen Erscheinungen der Lues zuerst prompt einwirkt, tritt deren lokale Behandlung an Bedeutung weit zurück. Aber eine unterstützende Wirkung kommt den lokaltherapeutischen Maßnahmen sicherlich zu, insofern, als sie zu einer rascheren Involution der spezifischen Infiltrate, die ja Proliferationsherde der Spirochaeten darstellen, führen und in Form von abschließenden Salbenverbänden oder Pflastern auch der Indikation genügen, das Verschmieren von infektiösen Wundsekreten und deren Übertragung auf die Umgebung zu verhindern.

Wir bedecken daher Sklerosen, aber auch indurierte Narben nach Sklerosen und Papeln sowie indurative Ödeme, ferner nicht exulzerierte Gummen und periostale Herde mit grauem Pflaster oder legen Salbenverbände mit grauer Salbe oder einer Kalomelsalbe (Rp. Calomelanos 4,0, Lanolini 6,0, Vaselini 10,0) an. Auch das Kalomelstreupulver (Camel. laevigat 10,0, Amyli 50,0) wird bei ausgebreiteten nässenden Papeln der Genitalregion mit Nutzen verwendet. Luetische Erscheinungen im Präputialsack sind meistens von einer Balanitis simplex begleitet, die sorgfältige Reinhaltung durch Spülungen oder Pinselungen mit Wasserstoffsuperoxyd erfordert, an welche dann die Tamponade mit grauer Gaze oder grauen Salbenstreifen angeschlossen wird. Zur Behandlung von Papeln im Gesicht und am behaarten Kopf eignet sich am besten die $10^0/_0$ige weiße Präzipitatsalbe. Die hochinfektiösen und für die extragenitale Übertragung besonders gefährlichen Papeln an der Mundschleimhaut werden mit $10^0/_0$igem Sublimatalkohol touchiert.

Bei geschwürig zerfallenen Gummen treten die Grundsätze allgemeiner Wundbehandlung in Geltung; aber auch hier werden vor allem Verbände mit grauer Salbe zur Anwendung gebracht. Für die ulzerösen Formen ist auch die Ultraviolettbestrahlung empfohlen worden, die die Überhäutung beschleunigt und auch auf die Spirochaeten selbst einzuwirken scheint.

Sachregister.

(C siehe auch K und Z, sowie umgekehrt.)

Abducensparese 71
Abklatschsklerose 16
Abortivkur 40, 47, 50, 86, 87
Abwehraktion 7
Acusticus-Schädigung 71
Aderlaß 67
Affensyphilis 2
Akne rosacea 32
— vulgaris 27
Alopezie 31
Anbehandlung 72
Angina syphilitica 35
Angioneurotischer Symptomenkomplex 64
Antikörper 42
Aortitis 46, 91
Aphthen 35
Arsenneuritis 71
— -zoster 71

Balanitis erosiva 20
— gangraenosa 20
Ballungsreaktion 42
Behandlung der Lues congenita 95
— des Nervensystems 93
—, örtliche, der Symptome 99
— der primären Syphilis 86
— des Sekundärstadiums 88
— des Stadiums der Latenz 92
— des Tertiärstadiums 90
Bismogenol 80
Bisuspen 81
Blut 11
Bogenformen 4
Bordet 42
Brucks 61
Bubo indolens 18
Bubonuli 19
Burri 39

Calcium 68
Calomel 78, 100
Clavi 29
Cochlearisparese 71
Colitis mercurialis 74
Condylomata lata 29

Decoctum Zittmanni 83
Dekokte 83
Dephagin 94
Dermatitis mercurialis 74
—, Salvarsan- 65, 66
Disposition 3
Dourine 44
Drüsen 2
— -punktion 41
Ducreyscher Bazillus 14
Dunkelfeld 38, 39

Ehrlich 57
Encephalitis 68
Ekzema papulatum 27
Embarin 77
Emboliegefahr 79
Endojodin 82
Enesol 77
Erreger der Lues 1
Erstlingsexanthem 3, 4
Erythema multiforme 35
— toxicum 26, 65, 74
Erythrodermie 74
Esophylaxie 9
Exanthem, Erstlings- 3
—, makulöses 25
—, papulokrustöses 26
—, papulöses 26
—, pustulöses 26
Exkrete 11
Experimentelle Syphilis 1
Extragenitale Infektion 10
Facialisparese 71
Flockungsreaktion 42
Folgekrankheit 5
Fontana 39
Frambösie 44
Frühikterus 70
Frühlatenzen 48, 50
Frühmeningitis 72

Gekreuzte Skleradenitis 17
Gengout 42
Georgi 42
Gewinnung des Reizserums 40
Giemsa 39

Gingivitis 74
Globulinreaktion 52
Glossitis 37
Goldsole 52
Gonorrhoe 22
Grade der WaR 43
Graues Öl 78
Gumma 5, 32

Harter Schanker 12
Hata 57
Hautformen 23
Herpes progenitalis 20
— simplex 36
— tonsurans 31
Herxheimer 93
Hodenlues 33
Hoffmann 9, 41
Hunter 12
Hydrargyrum jodatum flavum 80
— oxydulatum tannicum 80
— salicylicum 78
— succinimidatum 77
— thymoloaceticum 78
—, Unguentum 75
Hydrokele 83
Hypertrophische Papeln 29

Icterus 69
Ictus immunisatorius 87
Immunität 6
—, angeborene 6
—, erworbene 6
—, natürliche 6
Impetigo vulgaris 28
Indolente Bubonen 18
Induratives Ödem 15, 22
Inhalationskur 75
Initialaffekt 2, 12
Inkubation 2, 3, 9
Intramuskuläre Injektionen 78
Intermittierende Behandlung 88
Inunktionskur 74

Jarisch 93
Jod 81
— -akne 81
— -alkalien 81
— -hexarin 82
— -Injektionen 82
— -kalium 81
— -natrium 81
— -schnupfen 81
Jodismus 81

Kahn 42, 43
Kaninchensyphilis 2
Karzinom 21, 36
Keratitis 2, 99
Klinik der Lues 9
Kochsalzinfusion 67
Kolloidreaktion 52
Kombinierte Kuren 89
Komplementbindung 42
Kontaktsklerose 16
Konträreffekt 72
Kreisformen 4
Krustöse Papeln 29
Kutane Syphilisdiagnose 55

Labyrintherkrankungen 99
Laesio continui 2, 10
Landsteiner 39
Lang 78
Latenzen 4, 11, 47
Lepra 44
Leukoderma syphiliticum 30
Leukoplakia 35
Levaditi 80
Lichen ruber planus 27
— scrophulosorum 27
— syphiliticus 26
Lingua geographica 36
Linser 77
Lipoidantikörper 44
Liquoruntersuchung 52
Lues siehe auch Syphilis 1
— acquisita 1
— -Antikörper 42
— cerebrospinalis 49, 93
— congenita 1
— endemica 10
— maligna 9, 38, 89
— visceralis 49
Luetinreaktion 55, 57
Luotest 56
Lupus erythematosus 32
— vulgaris 32
Lymphangitis 18
— nodosa 19
Lymphdrüsen 2, 17
—, metastatische 18, 19
—, regionäre 2, 19
— -gefäße 17
Lymphozytenzählung 52
Lymphozytose 53

Malaria 44, 84
Maligne Syphilis 9, 38, 89
Mastix 52

Medikamente zur Luesbehandlung 57
Meinicke 42
Mercolinschurz 75
Merkurielle Stomatitis 74
Mesurol 81
Metalues 1, 5, 94
Metastatische Drüsen 18, 19
Metschnikoff 2
Milch 11
Mirion 82
Mischinfektion 14, 18
— -spritze 78
Mißlungene Salvarsaninjektion 64
Modenol 71
Morbillen 27
Mucha 39
Müller 43
Myosalvarsan 58, 96

Nachkrankheit 5
— -kur 85
Natriumthiosulfat 67
Neisser 9
Neosalvarsan 57, 59, 60
— -Quecksilberkur 89
—, -Schmierkur 96
Neuritis optica 71
Neurorezidive 71, 72
Neurosmon 94
Nierenschädigungen 70
Noguchi 1, 55
Novasurol 77

Oculomotorius 71
Oedema indurativum 15, 22
Onychia 30
Oppenheim 61
Orchitis 33
Organdisposition 3, 9
— -luetin 56
Ozaena 37

Papeln 19, 24
—, diphtheritische 30, 34
—, erodierte 30, 34
—, hypertrophische 29
—, krustöse 29
—, luxurierende 30
—, nässende 39
—, seborrhoische 29
Paralyse 5, 46, 49, 84, 94
Parese verschiedener Nerven 71
Paronychia 30

Pemphigus 36
Phimose 22
Pityriasis rosea 27
Plaques lisses 35
Plasmom 25
Präzipitationsreaktion 42
Präzipitatsalbe 100
Primäraffekt 2, 10, 12
— an der Cervix 22
—, extragenital 10, 22
Primärstadium 9
—, Behandlung im 86
Prodromalsymptome 20
Prophylaxe der kongenitalen Lues 97
Provokatorische Salvarsaninjektion 86
Psoriasis mucosae 35
— palmaris 29
— plantaris 29
— vulgaris 27
Pupillendifferenz 55
Purpura cerebri 68
Pyrifen 85

Quartäres Stadium 5
Quecksilber 73
— -einreibungen 71
— -inhalation 75
— -injektionen 76
— -salze, lösliche 76
— —, ungelöste 77
— -Stomatitis 74
Quincke 52

Rauchen 74
Regionäre Drüsen 2, 17, 19
— Papeln 19
Reinfektion 7
Reizserum 39
— -gewinnung 40
— -verschickung 40
Rezidiven 4
— -exantheme 28
Ricordsche Lösung 83
Roseola syphilitica 25, 34
Roux 2
Rubeolen 27
Rückfallfieber 44
Rupia 38

Sachs 42
Sajodin 82
Salivation 74

Salvarsan 57
— -Dermatitis 65, 66
— -Erytheme 65
— -gefahren 63
— -Ikterus 69
— -Jucken 66
—, Myo- 58, 96
— -nebenerscheinungen 63
—, Neo- 57, 59, 60
—, Neosilber- 57
— -schäden 63
—, Silber- 57
—, Solu- 58, 72, 96
—, Sulfoxylat- 57
Sarkom-Karzinom 33
Sarsaparilla 83
Sattelnase 37
Säuglingslues 63, 95
Schanker 2
—, harter 12
—, weicher 14
Schaudinn 1
Scherber 61, 96
Schlafkrankheit 44
Schleimhautlues 33
Schmierkapsel 75
— -kur 75
Schutzstoffe 7
Scleradenitis 17, 19
—, gekreuzte 17
Seborrhoische Papeln 29
Sekrete 11
Sekundärstadium 3, 23, 50
Serodiagnose 41
Sicherheitskur 97
Silberimprägnation 39
Sklerose 2, 12, 86
—, Abklatsch- 16
—, ambustiforme 13
— der Frauen 13
—, diphtheroide 13
—, erodierte 12
—, exulzerierte 14
—, Kontakt- 16
—, krustöse 13
—, nekrotisierende 13
Solusalvarsan 58, 72, 96
Spätikterus 70
Spätlatenzen 50
Speichel 11
Sperma 11
Spiethoff 61
Spirochaete 1, 38
—, Färbung der 38

Spirocid 61, 96
— -schäden 62
Spirsil 39
Stadieneinteilung der Syphilis 8
Stärkegrade der WaR 43
Stillen der luetischen Mutter 99
Stomatitis aphthosa 35
— mercurialis 36, 74
Sublimatinjektionen 77
Syphilid 23
—, tuberoserpiginöses 32
Syphilis siehe auch Lues 1
— -diagnostik, kutane 55
— der Malayen 9
— -therapie 86

Tabes 5, 46, 49, 84
Technik der intramuskulären Injektion 78
Tertiäre Lues 5, 31
Therapie siehe Behandlung
Tierexperimente 1
Tosse 80
Toxisches Erythem 26
Trepol 80
Trypanosomenkrankheit 44
Tuberkulinbehandlung 85
Tuscheverfahren 39
Tylositas 29
Typhusvakzine 85

Ulcus gangraenosum 21
— gummosum 5
— mixtum 14, 21
— molle 14, 21
Unguentum cinereum 75
— Hydrargyri 75
Unspezifische Mittel 83

Variola 28
Varizellen 28
Verschickung des Reizserums 40
Virus in loco 4

Wasserbett 67
Wassermann 42, 44, 46, 49
Welander 75
Wiederholung der Kur 88
Wismut 80
— -saum 8
— -schäden 80

Zervikalsekret 11
Zittmanns Dekokt 83
Zoster 71
Zunge 35

Manzsche Buchdruckerei, Wien IX.

Verlag von Julius Springer, Wien und Berlin

Bücher der Ärztlichen Praxis

Band 1: **Die Anfangsstadien der wichtigsten Geisteskrankheiten.** Von Prof. Dr. A. Pilcz. Mit 3 Abb. 62 S. RM 1,70
Band 2: **Der Schlaf, seine Störungen und deren Behandlung.** Von Prof. Dr. O. Marburg. Mit 3 Abb. 52 S. RM 1,50
Band 3: **Die akute Mittelohrentzündung.** Von Prof. Dr. O. Mayer. Mit 3 Abb. 52 S. RM 1,50
Band 4: **Diphtherie und Anginen.** Von Prof. Dr. K. Leiner und Dr. F. Basch. Mit 1 Abb. 84 S. RM 2,50
Band 5: **Krämpfe im Kindesalter.** Von Prof Dr. J. Zappert. 54 S. RM 1,60
Band 6: **Glykosurien, renaler Diabetes und Diabetes mellitus.** Von Priv.-Doz. Dr. H. Elias. Mit 6 Abb. und 1 Taf. 94 S. RM 2,60
Band 7: **Die Behandlung der Verrenkungen.** Von Prof. Dr. C. Ewald. Mit 16 Abb. 44 S. RM 1,50
Band 8: **Die Behandlung der Knochenbrüche mit einfachen Mitteln.** Von Prof. Dr. C. Ewald. Mit 38 Abb. 102 S. RM 2,80
Band 9: **Gelbsucht.** Von Priv.-Doz. Dr. A. Luger. 99 S. RM 2,60
Band 10: **Störungen in der Frequenz und Rhythmik des Pulses.** Von Prof. Dr. E. Maliwa. Mit 4 Abb. 82 S. RM 2,60
Band 11: **Die Menstruation und ihre Störungen.** Von Prof. Dr. J. Novak. Mit 6 Abb. 98 S. RM 3,—
Band 12: **Darmkrankheiten.** Von Priv.-Doz. Dr. W. Zweig. 162 S. RM 4,60
Band 13: **Säuglingsernährung.** Von Prof. Dr. A. Reuss. Mit 8 Abb. 104 S. RM 3,—
Band 14: **Komatöse Zustände.** Von Priv.-Doz. Dr. V. Kollert. 51 S. RM 1,60
Band 15: **Diathermie, Heißluft und künstliche Höhensonne.** Von Priv.-Doz. Dr. P. Liebesny. Mit 30 Abb. 80 S. RM 2,80
Band 16: **Einführung in die Orthopädie für den praktischen Arzt.** Von Priv.-Doz. Dr. G. Engelmann. Mit 44 Abb. 94 S. RM 3,40
Band 17: **Sprach- und Stimmstörungen (Stammeln, Stottern usw.).** Von Prof. Dr. E. Fröschels. Mit 16 Abb. 71 S. RM 2,40
Band 18: **Hausapotheke und Rezeptur.** Von Prof. Dr. L. Kofler und Priv.-Doz. Dr. A. Mayerhofer. Mit 33 Abb. 192 S. RM 6,60
Band 19: **Die Nierenerkrankungen.** Von Priv.-Doz. Dr. Hermann Kahler. Mit 2 Abb. 104 S. RM 3,20
Band 20: **Magenkrankheiten.** Von Prof. Dr. H. Schur. Mit 8 Abb. 223 S. RM 6,60
Band 21: **Kosmetische Winke.** Von Prof. Dr. O. Kren. Mit 14 Abb. 141 S. RM 4,80
Band 22: **Allgemeine Therapie der Hautkrankheiten.** Von Priv.-Doz. Dr. A. Perutz. 131 S. RM 4,50
Band 23: **Lungen- und Rippenfellentzündung.** Von Prof. Dr. K. Reitter. Mit 4 Abb. 47 S. RM 2,—
Band 24: **Krampfadern.** Von Priv.-Doz. Dr. L. Moszkowicz. Mit 6 Abb. 34 S. RM 2,—
Band 25: **Die Differentialdiagnose der richtigen Augenkrankheiten und Augenverletzungen.** Mit einem Anhang über die Brillenbestimmung. Von Prof. Dr. V. Hanke. Mit 19 Abb. u. 3 Taf. 108 S. RM 4,—

(Fortsetzung auf der IV. Umschlagseite)

MIX
Papier aus verantwortungsvollen Quellen
Paper from responsible sources
FSC® C105338

If you have any concerns about our products,
you can contact us on
ProductSafety@springernature.com

In case Publisher is established outside the EU,
the EU authorized representative is:
Springer Nature Customer Service Center GmbH
Europaplatz 3, 69115 Heidelberg, Germany

Printed by Libri Plureos GmbH
in Hamburg, Germany